医院血液净化与病毒感染

主　编◎刘　虹　袁　芳
副主编◎周　琳　杨灵芝
主　审◎柴湘平
副主审◎陶　澄　李亚敏　童德军

U0332113

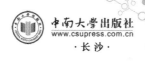

中南大学出版社
www.csupress.com.cn
·长沙·

————— ·内容提要· —————

　　医院血液净化中心是肾病晚期患者延长生存期的重要治疗场所，对治疗场所、工作人员、患者和陪护人员防控细菌、病毒感染的无菌要求十分严格。进入血液透析治疗的患者病情严重，体质极度虚弱，很容易被细菌、病毒感染，形成其他并发症，加重危胁患者生命。特别是2019—2020年突发的新型冠状病毒肺炎更容易传染给受透析治疗的患者或工作人员，尤其是已感染新型冠状病毒的无症状者或病毒携带者成为此种传染病难以防控的重点。为了防治病毒感染，本书以防控新型冠状病毒感染为主题，示范了中南大学湘雅二医院血液净化中心预防新型冠状病毒感染的过程、途径和防控措施，并制定了严格可操作的规章制度，可作为医院血液净化中心所有工作人员和往返透析治疗患者、陪护人员的阅读资料。

编委会

前言

　　2020 新年，伴随着一场没有硝烟的战争拉开帷幕，以湖北省武汉市为中心，全国多个地区发生新型冠状病毒肺炎疫情，党中央、国务院高度重视，要求始终把人民群众生命安全和身体健康放在第一位。习近平总书记指出：生命重于泰山、疫情就是命令、防控就是责任；要把疫情防控工作作为当前最重要的工作来抓，坚决打赢疫情防控阻击战。面对严峻的疫情，全国各省相继启动突发公共卫生事件一级响应。

　　医院血液净化中心人群集中、流动性大，透析患者抵抗力低，属于极易感人群。如何快速应对疫情，进行风险防范，有序地保障透析患者、患者亲属及工作人员的生命健康，是对每一位血液净化从业人员的巨大挑战。中南大学湘雅二医院血液净化中心是中南地区最大的透析治疗中心之一，有长期需透析治疗的患者近 500人。疫情发生后，血液净化中心第一时间成立领导小组，启动应急预案，周密部署，在实践中不断优化防控方案和流程，严防死守，努力确保血液透析治疗患者零感染的目标。同时，中南大学湘雅二医院血液净化中心作为湖南省血液净化质量控制中心单位，在湖南省卫生健康委员会统一部署与指挥下积极指导各地、市、县级血液透析中心的疫情防控工作，希望为尽快打赢这场疫情防控阻击战做力所能及的工作。

我们坚信，科学防治、精准施策是战胜疫情的关键。为不断提升血液净化中心管理水平，进一步加强疫情期间防控能力，我们根据国家相关法律、法规及相关诊疗方案，参考国家肾脏病质控中心及各肾脏病血液净化学会和学术团体的建议，以这次新型冠状病毒流行感染为例，结合自身防控实践中的认识，组织湖南省血液净化防控一线的部分专家、医生、护理人员编写了这本《医院血液净化与病毒感染》手册。书中从人员管理、环境管理、诊疗过程管理、医疗废弃物管理等环节进行了阐述，希望能为各血液净化中心的医务同仁们防控新型冠状病毒肺炎疫情提供参考。随着对新型冠状病毒肺炎认识的逐步深入，血液净化中心的防控措施也会不断完善。由于编者水平有限，时间仓促，不足之处还请批评指正。

各守其责，各尽其职，团结一心，众志成城。我们坚信，冬将尽，春可期，山河无恙，战"疫"必胜！

刘虹　袁芳
2020 年 2 月 24 日

目 录

第一章

血液净化中心是病毒感染的高危场所

血液透析是一种体外循环治疗模式,极易导致患者产生并发症。所以,血液净化中心是各种细菌感染、病毒感染的高发场所。因此,防止血液透析患者感染传染病,防止已有感染者、无症状感染者传播扩散传染病和感染性疾病是血液净化中心医疗质量管理与控制最为重要的工作。

血液净化中心的常规消毒和防护流程基本可以灭活新型冠状病毒,但维持性血液透析患者自身特点、治疗场所和交通环节等方面都存在新型冠状病毒感染的高危因素。

1

一、患者自身特点

（1）血液透析患者免疫力低，常伴发各种慢性基础疾病，且多数年龄较大，属传染病的高危易感人群。新型冠状病毒人群普遍易感，老年人及有基础疾病者感染后病情较重，因此血液透析患者也是新型冠状病毒感染的高危人群之一。

（2）部分新型冠状病毒感染的患者起病隐匿，不伴有发热等典型症状。血液透析患者免疫力低下，机体对入侵的病原体没有足够的反应能力，很可能不会出现明显发热反应，或仅有轻微症状，若未引起足够重视易成为隐匿的传染源。

（3）血液透析患者由于免疫力降低，可能出现急性上呼吸道感染、流感、肺部感染或导管相关性血源性感染等，文献报道维持性血液透析患者肺部感染发生率为肾功能正常人群的 5 倍，且透析第一年肺炎发生率为25％，其表现与新型冠状病毒感染的临床表现有相似之处。因此，对于伴呼吸道症状的血液透析患者需要仔细鉴别季节性流感和新型冠状病毒感染。

二、治疗场所

血液透析中心为相对封闭的环境，人群密集且流动性大，患者每次血液透析时间长达4小时，有可能引发医护人员与患者、患者之间、患者家属之间的传播，属于感染暴发的高危区域。

三、交通环节

新型冠状病毒经呼吸道飞沫和密切接触传播，不能排除与感染患者共乘公共交通工具导致传染的可能。患者每周2~3次往返社区和医院，可能需要借助公共交通，频繁往返医院导致暴露机会增加。

可见，血液净化中心暴发新型冠状病毒感染的风险很高，一旦发生，需要消耗大量的医疗资源和社会资源用于隔离感染患者或转移未感染患者。加强血液透析患者疫情时期管理势在必行！

新冠病毒特点

　　新型冠状病毒属于 β 属的冠状病毒，有包膜，呈圆形或椭圆形颗粒，常为多形性，直径 60～140 nm。其基因特征与严重急性呼吸综合征相关的冠状病毒（severe acute respiratory syndrome related coronaviruses，SARSr－CoV）有明显区别。目前进化分析显示，新型冠状病毒与来自中华菊头蝠的蝙蝠 SARS 样冠状病毒最为相似，同源性达 85％ 以上，与人类 SARS 病毒的核苷酸同源性达 78％，与中东呼吸综合征（Middle East respiratory syndrome Coronavirus，MERS-CoV）冠状病毒同源性约达 50％。蝙蝠体内含有种类最多的是冠状病毒，也是多种冠状病毒的宿主。目前认为，新型冠状病毒最原始的宿主为中华菊头蝠，通过某种动物宿主扩散到人类，并引起疾病的发生。

据文献报道：到目前为止，病毒样本之间的全长基因组序几乎完全相同，对新型冠状病毒的密切监测也表明，不论是环境中分离的病毒，还是前期在人体中分离的病毒，到近期分离的病毒，均未发生明显的变异。但是，基于人类对冠状病毒的认知，新型冠状病毒属于正链 RNA 病毒，仍有可能在将来发生突变与重组，并在突变过程中增强或减弱其毒性。

体外分离培养时，新型冠状病毒 96 个小时左右即可在人呼吸道上皮细胞内发现，而在 Vero E6 和 Huh - 7 细胞系中分离培养约需 6 天。负染法电镜下观察新型冠状病毒一般呈球形，但有些呈多形性。病毒颗粒有明显的棘突，大小为 9 ~ 12 nm，导致病毒呈现了日暑状。在人气道上皮超薄切片中发现了胞外游离病毒颗粒和胞质膜囊内充满病毒颗粒的包涵体。这一形态与冠状病毒科一致。

目前，对冠状病毒理化特性的认识多来自对 SARSr - CoV 和 MERSr - CoV 的研究。病毒对紫外线和热敏感，56℃ 30 分钟、乙醚、75% 乙醇、含氯消毒剂、过氧乙酸和氯仿等脂溶剂均可有效灭活病毒，氯已定不能有效灭活病毒。

新冠肺炎与肾脏疾病

新冠肺炎（novel coronavirus disease 2019，COVID - 19）由新型冠状病毒感染引起。该疾病除累及肺部，引起以病毒性肺炎为特征的呼吸系统病变外，还可累及肾脏、心脏、血液、消化、神经等多器官系统。据相关研究，肾脏是重要的肺外受累器官之一。新冠肺炎与肾脏疾病之间的关系主要有以下两类情况：①新型冠状病毒感染合并急性肾损伤（acute kidney injury，AKI）；②慢性肾脏病或因其他疾病发生急性肾损伤而需要血液透析的患者合并新冠肺炎。

一、新型冠状病毒感染合并急性肾损伤

(一)流行病学

已有学者报道 COVID－19 可能累及肾脏。在 Huang 等的研究中，41 例患者既往均无慢性肾脏病病史，4 例患者入院时血肌酐大于 133 μmol/L，3 例患者发生了 AKI(7%)。Wang 等报道的一项纳入 138 例患者的研究中，5 位患者发生了 AKI(3.6%)，有 3 位为 ICU 住院患者，其中 2 位 ICU 住院患者在治疗过程中接受了肾脏替代治疗。另一项单中心回顾性研究中，共纳入 99 例患者，其中 7 位患者出现肾脏受累(7%)，表现为血肌酐或尿素氮增高，3 位患者出现 AKI(3%)。Guan 等报道的 1099 例患者中，总体 AKI 发生率 0.5%，重症患者发生率 2.9%。以上数据差异可能与样本量及患者个体差异有关，新型冠状病毒感染合并 AKI 的确切发生率，有待今后更大样本资料进一步明确。

（二）发病机制

新型冠状病毒感染所致 AKI 的机制目前尚未阐明，可能的机制包括：

（1）病毒直接介导：新型冠状病毒可通过受体——血管紧张素转换酶 2（angiotensin converting enzyme 2，ACE2）进入细胞，ACE2 蛋白与新型冠状病毒的亲和力是 SARS 的 10～20 倍。ACE2 在肾脏中亦有表达，且在肾脏近端小管表达较强。新型冠状病毒可能通过 ACE2 直接感染肾脏组织，介导急性肾小管损伤。

（2）免疫激活介导：新型冠状病毒感染可导致免疫系统激活，大量促炎因子释放。在 Huang 等的研究中，COVID - 19 患者血浆中的 IL - 1β，IL - 7，IL - 8，IL - 9，IL - 10，GM - CSF 等细胞因子浓度较健康对照组升高。陈蕾等发现重型及危重型患者血清 IL - 2 受体及 IL - 6 浓度显著高于普通型患者。多种细胞因子释放提示 COVID - 19 可能发生细胞因子风暴综合征（cytokine storm syndrome，CSS），引起全身性炎症损伤，最终可导致多器官功能衰竭。

（3）其他因素：重症和危重症 COVID - 19 患者的低血压、低氧血症、脱水状态、心功能不全、电解质及酸碱平衡紊乱、药物使用、伴有糖尿病或高血压等基础疾病，均可能影响肾脏代谢，导致 AKI 的发生。

（三）临床表现与诊断

1. 一般表现与肾脏表现

发热、干咳、乏力是新型冠状病毒肺炎的主要症状。少数患者伴有鼻塞、流涕、咽痛、肌痛和腹泻等。重症患者可出现气促、呼吸困难和低氧血症，严重者可进展为急性呼吸窘迫综合征、脓毒性休克、弥散性血管内凝血及多器官功能衰竭。新型冠状病毒肺炎患者肾脏受累可表现为血尿、蛋白尿、少尿、血清肌酐及尿素氮升高、肾脏影像学改变，部分患者可进展为 AKI。一项对 59 例 COVID - 19 病例的研究发现，63% 患者出现了蛋白尿，27% 患者尿素氮增高，19% 患者血清肌酐增高，其中 3 例死亡患者血清肌酐大于 200 μmol/L。27 例患者的肾脏 CT 值低于无肾脏疾病者，原因可能为肾实质的炎症及水肿降低了患者肾脏 CT 值。另一篇文献以 710 例确诊 COVID - 19 患者为研究对象的报道中，入院时 26.9% 患者有血尿，44% 有蛋白尿，15.5% 血清肌酐升高，14.1% 尿素氮升高，AKI 发生率 3.2%。AKI 是患者死亡的独立危险因素。

2. 实验室检查

新冠肺炎患者发病早期血常规检查示白细胞总数正

常或减少，淋巴细胞计数减少。患者可合并肝酶、肌酶、肌红蛋白、乳酸脱氢酶增高；部分危重患者可合并肌钙蛋白增高。多数患者 C 反应蛋白和血沉增高，降钙素原正常。患者早期肺部 CT 表现为多发小斑片影及间质改变，以肺外带明显，后可进展为双肺多发磨玻璃影（ground glass opacity，GGO），严重者可出现肺实变。在鼻咽拭子、痰和其他下呼吸道分泌物、血液、粪便等标本中可检测出新型冠状病毒核酸。怀疑肾脏受累的患者，需检测尿沉渣、血清肌酐及尿素氮水平。部分新冠肺炎患者尿沉渣提示血尿或/和蛋白尿，血清肌酐及尿素氮高于正常值。

3. 诊断

对于确诊新冠肺炎的患者，符合以下情况之一，可诊断为急性肾损伤：48 小时内血肌酐升高大于或等于 26.5 μmol/L；确认或推测在 7 天内血肌酐升高超过基线的 1.5 倍；尿量 <0.5 mL/（kg·h），且持续 6 小时以上。

（四）治疗

目前，新冠肺炎的诊断与治疗按照国家卫健委发布的《新型冠状病毒肺炎诊疗方案（试行第七版）》实施。

《新型冠状病毒肺炎诊疗方案（试行第七版）》特别提到对存在高炎症反应的重症患者，有条件时可考虑使用血浆置换、吸附、灌流、血液/血浆滤过等体外血液净化技术。早期启动以清除细胞因子为目标的血液净化治疗(如 CRRT、血浆置换或免疫吸附等),对部分重症及危重症患者的抢救可能具有重要意义。此外,对于 COVID – 19 合并急性肾损伤的患者,在少尿、无尿、血清肌酐持续升高的情况下,血液净化治疗可作为重要的支持治疗手段。

二、新型冠状病毒肺炎合并慢性肾脏病或其它疾病引起的急性肾损伤

慢性肾脏病(chronic kidney disease,CKD)患者为新型冠状病毒易感者,但慢性肾脏病对新型冠状病毒感染进展及预后的影响尚不明确。在 Wang 等关于 COVID – 19 患者的报道中,138 例患者中有 4 例为慢性肾脏病患者,其中 2 例入住 ICU,占该研究 ICU 住院患者 5.6% (2/36)。Guan 等纳入 1099 例 COVID – 19 患者的研究中,8 例为慢性肾脏病患者,其中 3 例为重症患者,占重症患者的 1.7%(3/173)。以上两项研究中,慢性肾脏病对患者是否入住 ICU 或发展成重症病例的影响并无统计学意义。而在 Liu 等的研究中,109 例 COVID – 19 患者中 10 位为慢性肾脏病患者,其中 8 例进展为急性呼吸窘

迫综合征(adult respiratory distress syndrome，ARDS)，占 ARDS 总数的 15.1%(8/53)，提示慢性肾脏病对患者是否发展为 ARDS 具有显著影响。由于以上研究纳入的慢性肾脏病患者病例数少，需更大量 COVID-19 患者样本以进一步明确慢性肾脏病对新型冠状病毒肺炎进展及预后的影响。

　　对于慢性肾脏病患者，或其他疾病引起急性肾损伤而需要透析的患者，医务人员需明确每一位患者有无流行病学接触史，有无发热、干咳、乏力等临床表现，有无血常规及肺部影像学特征性改变。对于 COVID-19 疑似病例，应进行单人单间隔离治疗。并采集标本进行新型冠状病毒核酸检测，并在保证转运安全的前提下立即将确诊病例转运至定点医院。

第四章

新冠肺炎与血液净化

　　终末期肾病血液净化治疗患者是新型冠状病毒的易感人群，在合并新冠病毒感染后，血液净化治疗是其主要的治疗手段。对于 COVID - 19 合并单纯急性肾损伤的患者，在少尿、无尿、血清肌酐持续升高的情况下，需要积极启动血液净化治疗。而重症、危重症的 COVID - 19 患者，除可能存在肾功能不全外，常合并代谢失衡、高炎症状态、高容量负荷、脓毒血症等情况，早期启动 CRRT 等治疗对其预后和生存可能具有积极意义。但需要进一步研究证实。

　　既往在对 SARS 患者治疗的回顾性分析中已发现，约 6.7% 的 SARS 患者在病毒感染后 5~48 天（中位时间 20 天）出现急性肾功能不全，其中 91.7% 的患者最终死亡。这提示 SARS 患者中肾脏功能严重受损的比例不高，但合并肾功能受损患者的预后极差。对重症合并急性肾功能不全的 SARS 感染患者予以持续肾脏替代治疗 (continuous renal replacement therapy，CRRT) 支持治疗，对改善患者预后有较大帮助。另据研究发现，MERS 患者中约 26.7% 出现 AKI 并发症，比例较 SARS 更高，其中出现 AKI 的 MERS 患者中，40% 的患者需予以 CRRT 干预以延缓疾病的进展。目前，国内部分血液净化中心已报道的 COVID‐19 感染出现肾损害的比例为 0.5% ~ 7% 不等，且在重症、危重症患者中 AKI 出现比例均高于普通非重症 COVID‐19 患者。Wang 等纳入 138 位 COVID‐19 患者的回顾性研究中，5 位患者出现了 AKI，其中 2 位患者予以了 CRRT 治疗。Guan 等对 1099 例 COVID‐19 患者的诊治分析中，9 例患者接受了 CRRT 治疗。Chen 等纳入的 99 位 COVID‐19 患者中，予以 CRRT 治疗的患者占 9% (9/99)。COVID‐19 患者中出现 AKI 的比例同 SARS 患者合并 AKI 的比例接近，较 MERS 合并 AKI 的比例低，其中 CRRT 干预对 COVID‐19 重症患者预后的改善，还需要更多研究数据予以明确。

Chen 等在《Lancet 杂志》发表的 99 例 COVID‐19 患

者的临床特点研究中提到，新冠病毒可能主要作用于淋巴细胞，尤其是 T 淋巴细胞。病毒颗粒通过呼吸道黏膜扩散，感染其他细胞，在体内诱发细胞因子风暴（cytokine storm，CS），血浆 IL - 2、IL - 7、IL - 10，G - CSF，IFN - γ，MCP 等大量产生，导致患者 ARDS 和感染性休克快速进展，最终可导致包括肾脏在内的多器官功能衰竭。CRRT 技术能有效实现对炎症介质的清除，帮助改善机体免疫功能和内皮细胞功能，重建机体免疫内稳态。

2020 年 2 月 18 日，国家卫生健康委员会办公厅颁布《新型冠状病毒肺炎诊疗方案（试行第七版）》中指出：对有高炎症反应的危重患者，有条件的可考虑使用血浆置换、吸附、灌流、血液/血浆滤过等体外血液净化技术。国家肾病专业医疗质量管理与控制中心联合相关部门也积极发布了《新型冠状病毒肺炎救治 CRRT 应用的专家意见》，对 CRRT 在 COVID - 19 患者治疗中的应用提供指导。

2020 年 2 月 21 日，湖南省血液净化质量控制中心参考专家意见，制定了《湖南省新冠肺炎重症患者连续性肾脏替代（CRRT）治疗指导原则（试行第一版）》，对 COVID - 19 治疗应用 CRRT 的适应证、使用时机、使用方法等各项内容作出较详细规范和指导。对我省血液净化技术在 COVID – 19 患者治疗中的运用提供支持。相信随着对 COVID – 19 认识的更加深入，血液净化治疗技术的应用将获得更多经验和心得，为增加新型冠状肺炎患者的康复痊愈提供重要助力。

新冠肺炎疑似病例与确诊病例的诊断与鉴别诊断

一、新冠肺炎疑似病例的诊断

新冠肺炎疑似病例的诊断可结合下述流行病学史和临床表现进行综合分析。

1. 流行病学史

（1）发病前 14 天内有疫区及周边地区，或其他有新冠肺炎病例报告社区的旅行史或居住史。

（2）发病前 14 天内与新型冠状病毒感染者（核酸检测阳性者）有接触史。

（3）发病前 14 天内曾接触过来自疫区及疫区周边地

区的人员，或接触来自新冠肺炎病例报告社区的发热者或有呼吸道症状的患者。

（4）参加过聚集性发病场所的人员。

2. 临床表现

（1）具有发热和(或)呼吸道症状(如咽痛、干咳等)。

（2）具有新型冠状病毒肺炎肺部影像学特征。

（3）发病早期白细胞总数正常或降低，淋巴细胞计数减少。

如果有流行病学史中的任何一条，且符合临床表现中任意 2 条者均可诊断疑似新冠肺炎病例。无明确流行病学史的，符合临床表现中所有 3 条者也可诊断疑似新冠肺炎病例。

新型冠状病毒肺炎肺部影像学特征：早期呈现多发小斑片影及肺间质改变，以肺外带、下叶肺较明显。进而发展为双肺多发磨玻璃影(ground glass opacity, GGO)，严重者可进展至肺实变，甚至呈"白肺"，可有"碎石"征、空气支气管征、反晕征，胸腔积液较少见。肺部高分辨 CT 检查在新型冠状病毒肺炎诊断中非常重要，目前有不少病例报道，早期核酸检测为阴性的患者，其肺部即可显示出上述典型的影像学表现，经多次复查核酸后，显示核酸阳性而确诊。同时，动态复查肺部 CT 对预后判断也有很大价值，若患者肺部影像学改变持续加重或反复不正常，提示预后较差。

二、新冠肺炎确诊病例的诊断标准

已诊断为疑似新冠肺炎的病例，具备以下病原学证据之一者应确诊为新冠肺炎。其诊断标准如下：

（1）实时荧光 RT－PCR 检测新型冠状病毒核酸阳性。

（2）病毒基因测序，与已知的新型冠状病毒高度同源。

三、鉴别诊断

（1）新型冠状病毒感染轻型者（症状表现轻微）需要与其他病毒引起的上呼吸道感染的病症相鉴别。

（2）新型冠状病毒肺炎主要需与流感病毒、腺病毒、呼吸道合胞病毒等其他已知病毒性肺炎及支原体感染肺炎相鉴别，尤其是对疑似新冠肺炎的病例要尽可能采取包括快速抗原检测和多重 PCR 核酸检测等方法排除新冠肺炎。对常见呼吸道病原体应进行检测。

（3）还要与非感染性疾病，如血管炎、皮肌炎和机化性肺炎等疾病相鉴别。

血液净化中心新冠肺炎防控措施

第一节 人员管理

一、工作人员管理

医院血液净中心的所有工作人员应主动上报是否有流行病的接触史，流行病学史的调查包括：①14 天内有无疫区旅行史或者旅居史；②14 天内有无接触来自疫区的发热者或有呼吸道症状的患者；③14 天内有无参加或接触聚集性活动后有发热的病例史；④14 天内有无新型冠状病毒肺炎确诊病例或疑似病例接触史。如果有接触来自疫区人员或接触过疑似、确诊新冠肺炎感染患者，应配合防疫人员、医务人员进行隔离观察和检查。

（一）医生管理

（1）医院血液净化中心应成立新型冠状病毒感染防控工作组，全面负责防控病毒工作。由血液净化中心负责人作为组长，成员应包括骨干医生、护士长、工程师及病毒感染控制的护士。应针对疫情制定相应应急预案和工作流程（见附件2），包括新型冠状病毒感染暴发的紧急应对方案。

（2）全体医生必须参加防控新型冠状病毒感染知识的培训，疫情期间培训建议采取网络教学或自学方式，以避免人员聚集发生交叉感染，要求不断提高对新冠肺炎等疾病的识别能力和防范能力。

（3）疫情期间减少聚集性医疗活动，包括中心集体大交班、集中业务学习、病案讨论等，可采用微信、网络、社交软件、电话、视频会议的方式进行。

（4）实行自我监测日报告制度（附件2），每日上班前、下班后测量体温，上报体温情况，并登记在册。经检测有异常体温或有呼吸道症状者应脱离工作环境，及时看发热门诊进行筛查。

（5）做好个人防护，上班时应规范着装（工作服、工作帽、医用口罩、工作鞋），对接诊的每一位患者实行标准预防，根据可能暴露的风险佩戴护目镜、穿隔离衣或防护服。外出会诊前（尤其是前往呼吸科监护室、ICU、急诊室等高风险科室），需预先了解患者的情况和可能的暴露风险，正确使用防护用品（如佩戴 N95 口罩、穿防护服等）。会诊过程中，如遇新冠病毒感染的可疑人员，应立即上报医院，按照医院规定的流程实施启动应急预案，同时做好自我防护。

（6）每次接触患者前后应当严格遵循《医务人员手卫生规范》（WS/T 313 – 2019）要求，及时正确进行手卫生。

（7）医生休息期间，尽量以居家为主。避免参与会议、宴会、旅行、购物、观景等公共活动；避免去人员密集的场所；避免乘坐公共交通车具，不可避免必须乘坐公交车时，应全程佩戴医用口罩和隔离用手套，尽量不抚摸车具。与人会面时不握手，并保持 1 米以上距离。

（二）护士管理

（1）护士基本情况摸查：①家中常住人口数；②常住家人员流行病学史以及有无发热、咳嗽等呼吸道症状；③疫情期间，家中有无外出上班人员，使用交通车具方式和行车线路情况；④居住的小区有无新冠肺炎的患者或无症状感染者等。

（2）建立每日体温监测制度：每日上班前、下班后测量体温，上报体温情况，并登记在册。

（3）建立症状主动层级报告制度：每日报告有无发热、乏力、咳嗽、呕吐、腹泻等症状。按责任护士→责任护理组长→护士长→科主任逐级上报。如有异常症状须及时采取措施，及时就诊，必要时隔离。若家中常住人口出现以上症状需立即上报进行相应干预。

（4）全体护士参加新冠肺炎感染知识培训：为避免人员聚集培训学习发生交叉感染，疫情期间，培训可采用现场分批学习、微信内容发送、科普视频观看等方式进行。

（5）按年资高低科学配备人力资源并相对固定：尽量每一位患者配备相对固定的医护人员管理，减少不同人员的接触。

（6）在岗期间防护隔离：执行国家卫生健康委员会办公厅关于《新型冠状病毒感染的肺炎防控中常见医用防护用品适用范围指南（试行）》的要求，所有工作人员严格执行标准的预防措施。根据规定在工作期间正确佩戴符合要求的口罩、戴工作帽，并根据情况佩戴护目镜、防护面屏、穿防护隔离衣等。

（7）手卫生消毒：每次接触患者前后应当严格遵循《医务人员手卫生规范》（WS/T 313—2019）要求，及时正确进行手卫生。

（8）用餐时间分时段进行：按照医院防止交叉感染要求，用餐护士经常规消毒后进入餐厅，一人一桌，保持安全距离。用餐完立刻离开，禁止聊天。

（9）护士休息期间，尽量以居家为主。避免参与聚餐、旅行、购物、观景等公共活动；避免去人员密集的场所；避免乘坐公共交通车具。不可避免必须乘坐公交车时，应全程佩戴医用口罩和隔离手套，与人会面时不握手，并保持 1 米以上距离。

（10）CRRT 护士：除以上规定外，CRRT 护士由于其工作特殊性，还需注意以下几点：①普通病房 CRRT 护士与病房责任护士交接，询问患者是否有发热、咳嗽等症状，若发现发热患者，查看其是否做过新冠肺炎相关检查及结果，严格做好二级防护；②隔离病房 CRRT 护士与固定护士，严格做好三级防护，统一安排住宿，轮换岗后须在医院集中隔离观察 14 天。

（三）工程师管理

（1）培训学习：血液净化中心人流量大，存在较大交叉感染风险。经常有血液净化仪器设备工程师参与临床工作，对于这些工程师要加强新冠肺炎相关知识的学习，积极参加医院和科室组织的相关培训，指导工程师们掌握防控核心要点，提高警惕，并在日常工作中严格遵守。

（2）日常工作：在疫情防控特殊时期，部分厂家工程师可能无法提供相关服务，要充分发挥医院血液净化仪器设备工程师的作用，按照标准操作程序（SOP）要求，确保透析设备安全稳定运行。血液净化仪器设备临床工程师进入透析区必须做好自我防护，戴符合要求的医用口罩和帽子，必要时戴防护镜。

①规范浓缩 A\B 液的配置和质量控制工作；若有浓缩液分装桶，提高分装桶消毒频率，至少每周一次含氯消毒液或者过氧乙酸消毒。

②透析液和反渗水质量监测工作，即每周检测透析液电解质浓度；透析用水水质监测工作，即每天检测水质游离氯、硬度，每季度检测反渗水和透析液的内毒素含量，每个月检测细菌含量。透析液采样，建议在当日中午或者下班后，没有患者透析时开展，透析液样本送检到检验科时，注意加强防护。

③做好水处理间和血透机工作的巡视和登记。新冠肺炎时期，建议在透析期间降低巡视频率，应在下机后加强检修和维护。

（3）维护工作

①每月定期维护 CRRT 机，主要为秤的校准、漏血传感器定标等；在其他科室病房使用的 CRRT 机回来检修前，必须用含氯消毒液严格做好机器表面消毒，并有机器工作点的溯源记录。在隔离区工作的 CRRT 机器，严禁推回科室，由工程师穿防护服到相应科室库房做检修工作。

②每季度定期对血透机的泵速、流量、压力传感器、漏血传感器等定标和校准，相关工作建议在患者下机后开展。

③水处理系统，每周做一次热消毒，每季度或者半年做一次化学消毒；确保树脂罐的充分再生，前级系统的稳定运行。在疫情期间，自来水公司消毒频率变高，氯含量增加，可以提高碳罐的再生频率，建议不超过 2 天一次。

（4）维修工作

① 新冠肺炎防控期间，所有的血透机的维修不在透析区开展，可在指定维修区完成，维修区应配备等离子或者紫外线消毒装置，维修后必须重新消毒。

②提高维修效率。疫情期间，做好常用零配件的储备，降低厂家工程师前来医院的次数。

（5）其他管理：协助血液净化中心主任、护士长做好防控工作，及时上报各类突发事件。

（四）护理员管理

（1）护理员基本情况摸查：同护士管理（1）。

（2）建立日体温监测制度：同护士管理（2）。

（3）建立症状主动报告层级制度：同护士管理（3）。

（4）加强新冠肺炎相关知识培训：护理员所受教育程度不同，必须采用现场分批教学，即学即考，必须人人掌握医院交叉感染防护要求。

（5）在岗期间防护隔离：根据规定在工作期间正确佩戴符合要求的口罩、戴工作帽。接触患者分泌物、排泄物时，需佩戴护目镜、防护面屏、穿防护隔离衣等，并及时正确进行手卫生。

（6）分时段用餐：按照医院防止交叉感染要求处置后进入餐厅，一人一桌，保持安全距离。用餐完立刻离开，禁止聊天。

（7）休息期间，尽量以居家为主。

二、工勤人员管理

血液净化中心的工勤人员主要有护工、保安，无论哪个岗位，均与患者及陪护有直接或间接接触。他们缺乏相关的临床知识，导致警惕性不够，必须组织开展新冠肺炎相关知识和防控知识的学习，提高他们的认知和重视程度，主动全面参与到科室的新冠肺炎防控工作中。科室应有专人负责对他们统一管理，每日须完成以下信息登记工作：登记工勤人员所在居住小区和家庭成员居住情况，访客情况，并排查该小区是否出现过新冠肺炎患者；上下班时均需测量体温；登记工勤人员的通勤时间和往返医院的交通方式，若为公交车，应具体到详细线路；询问有无流行病学史及相关接触史；登记每天的健康状态，是否有发热、咳嗽、腹泻等新冠肺炎可能的临床症状。

（一）护工管理

护工应每天主动向科室专门管理人员报告相关情况；整理科室卫生时，必须认真负责，消毒到位不得留死角。

（二）保安管理

保安人员应每天主动向科室专门管理人员报告相关情况；掌握体温枪的使用方法，严格把关。必须有耐心和原则，配合科室做好患者和其亲属的工作，确保血液净化中心相关区域秩序井然。

三、患者管理

（一）维持性透析患者管理

全体工作人员有义务做好患者及其亲属的管理工作，可以向患者及其亲属推荐新媒体、发放宣传材料、循环播放宣教片的形式宣传新型冠状病毒的防控知识，包括口罩在内的防护物品正确使用时机和方法，说明医学观察和居家隔离的重要意义，提高患者和其亲属的依从性。患者及其亲属往返医院途中，建议尽量避免乘坐公共交通工具，不可避免时应全程佩戴医用口罩。

所有患者须进行流行病学调查并填写调查表记录在案。患者及其亲属有义务主动告知医务人员，是否有接触疫区人员情况，有无发热、咳嗽、气促、胸闷等呼吸道症状，有无其他系统症状，如乏力、精神差、咽喉痛、眼痒、恶心呕吐、腹泻、头痛、结膜炎等，如仅有轻度四肢或腰背部肌肉酸痛者，也须主动告知；并填写疫情防控期间患者及其亲属承诺书（见附件1）。

1.患者在血液净化中心治疗时的管理

（1）所有透析患者及陪护亲属进入血液净化中心必须全程佩戴医用口罩，亲属最好固定一人，不要让从外地回来的人员陪同；有咳嗽或者打喷嚏的患者应报告真实原因，核实不属病毒感染者方能进行治疗。对临时有打喷嚏的患者，用纸巾遮掩口鼻，来不及者可喷向自己肘关节部位的衣服上，然后处理；勤洗手，用过的纸巾和口罩需放置在医疗废物专用袋中；如果无特殊情况，患者陪护亲属应尽量不要进入血液净化中心。

（2）实行预检分诊制度：①患者及其亲属入室前需询问是否有疑似或确诊新冠肺炎患者接触史、疫区接触史。询问透析间期有无发热、咳嗽、气促、腹泻等症状。②使用红外线电子体温枪测体温，体温异常（体温＞37.3℃）者，再次用水银温度计复测体温，若复测体温＞37.3℃的患者，需至医院发热门诊进行新型冠状病毒感染筛查（包括新型冠状病毒核酸检测、胸部 CT、血常规、CRP 等）。

（3）发热患者或有呼吸道症状患者在没有排除新型冠状病毒感染之前，可由医护人员在隔离病房先行床旁 CRRT 治疗。无 CRRT 治疗条件的血液净化中心可在其他患者透析结束后再安排该患者单独进行透析治疗，医护人员按二级防护，透析结束后进行终末消毒。

（4）已排除新型冠状病毒感染的其他发热患者，有条件可在透析室的隔离治疗区进行透析治疗或行 CRRT治疗，无条件者可将患者安排至血液净化室一角、每日最后一班治疗，或为该患者在每日常规治疗结束后增加一班进行治疗。

(5)对维持性血液透析患者而言，当考虑为新型冠状病毒疑似病例后，建议应推迟透析，尽快在 6 小时取得核酸的结果。对于确诊病例，可转当地有隔离条件的血液净化中心进行透析。若当地医院没有条件在 6 小时内进行确诊的疑似病例，又急需透析，可在具备有效隔离条件和防护条件的定点医院隔离单间行床旁透析。

(6)对于流行病学史不明确的患者和其亲属，包括以下情形：外出购物、旅游、聚餐、参加聚会等去过人员密集场所，该地区没有定义为疫区，有条件时，自我隔离 14 天；无条件时，佩戴符合 YY0469 行业标准的医用外科口罩。透析时，应进行症状、体温和血液炎症指标等监测。必要时予以隔离，进行独立空间或者单独排班的透析或 CRRT 治疗。透析时全程戴口罩。有体温升高或其他不适随时上报，并送发热门诊筛查，走发热门诊流程。

(7)对于规模较大的血液净化中心，疫情期间为减少患者的密度，可考虑错峰透析（如 7：00－11：00，8：30－12：30）或在常规班次之外另加一班透析，以减少人员的聚集。

附：疫情期间血液净化中心新冠肺炎筛查流程

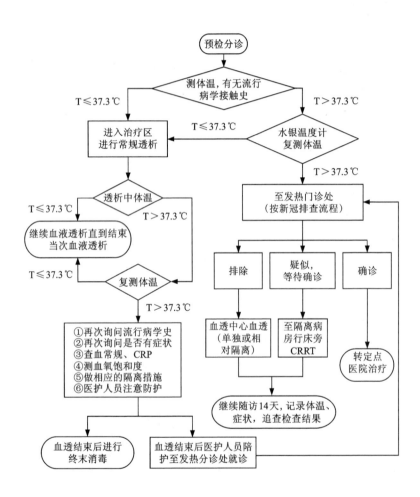

2. 透析间期管理

(1)需长期透析治疗的患者在非透析日应以居家为主,严禁前往人员密集的地方和走亲访友,家中人口应固定。

(2)实行透析治疗的患者及其陪护执行日报告制度,患者及其亲属应每日上午、下午自我监测两次体温。患者应每日将自己的体温、症状与活动轨迹通过微信或电话如实上报给责任护士,并记录在观察表中,透析日带来上交血透室。

(3)若患者在透析间期出现发热、咳嗽等症状应先去发热门诊或急诊进行相应检查,风险排除后才能前来透析。

(4)应加强需长期透析患者的管理,患者不要请假离开前往外地,一旦请假离开建议暂时在所在地联系透析,等疫情控制后再联系返回;对于一定要返回者,需进行详细流行病学调查,每日监测体温,并做血常规、CRP、肺部影像学及病毒核酸检测等检查后才能前来透析。

(二)住院需透析的患者管理

1. 住院患者血液净化中心透析治疗的分检和准入

住院患者需要血液透析治疗,先由病房主管医生开具相关的证明、提供相关的检查结果排除新冠肺炎（血常规、C反应蛋白、肺部CT、病毒核酸等），签署承诺书，并对患者的基本病情进行介绍；血液净化中心主治医生及以上级别医生对住院患者进行详细询问，病情评估并记录，达到透析指征，且排除新冠病毒感染，方可到血液净化中心进行治疗。开始透析治疗前两周，需固定机位，安排在通风、相对隔离的区域。透析全程严密监测患者的体温、血压、呼吸道症状、消化道症状、全身状况等。治疗两周后，再次对患者进行评估，继续关注患者的体温及相关检查，排除新冠病毒感染后安排到常规区域，进入维持透析后管理。

2.住院患者维持透析后的管理

住院患者维持透析后，需按照维持透析患者的要求进行管理，并严格按照诊疗流程进行治疗。管理的内容包括体液管理，透析急性并发症的管理，健康宣教管理，血管通路的管理等，保证患者治疗过程中的安全、透析质量、透析效果。严格按照血液净化中心的诊疗流程，测量体温、称重、医生评估后开具透析处方再进入透析区进行透析治疗。患者凭体温测量证明、医生透析处方有序进入透析区。护士再次评估患者病情后方可上机。透析全程严密监测体温和血压等生命体征。

3.住院患者透析间期的追踪

住院患者在透析间期需要严格填写日常监测表,并由病房主管医生填写患者基本情况、新冠肺炎排查情况并签名,病房护士每天协助填写患者的体温及相关症状并签字。患者来血液净化中心透析时需要出示日常监测表结合现场体温测量情况由血液净化中心医生评估可否进入血液净化中心进行透析治疗。患者除在院内检查外不得有其他外出行为。

4.住院透析患者陪护的管理

透析患者的陪护需要固定,并按要求填写新冠肺炎防控承诺书并签名。严禁其他人员来病房探视。陪护需每天监测两次体温,由病房护士评估体温和症状并记录签字。血液透析治疗过程中禁止陪护探视。

5.住院患者病室情况了解

血液净化中心主管医生每日对住院血透患者所在的病室进行了解,内容包括:病人数,患者基本的诊断及患者的流行病史及体温情况,有无新冠肺炎确诊或者疑似病例,有无发热及咳嗽等症状的患者。

6.住院血透患者与同病房患者情况筛查

透析患者同室的患者及陪人需行新冠肺炎筛查,并记录。

(三)床旁透析患者管理

1. 确诊新冠肺炎患者的床旁透析

确诊为新冠肺炎需做透析治疗的患者应强化隔离或转到指定的定点医院行 CRRT 治疗。

(1)可根据隔离病区的医护人员提供的对患者水肿、出血情况、24 小时出入水量及血肌酐、电解质、血气、凝血功能、是否合并其他基础疾病等信息,共同制定 CRRT 处方。

(2)需要实施静脉置管或拔管的患者,需事先准备好相关物品,并安排经验丰富的血液净化中心医生做好三级防护进入隔离病房实施静脉置管或拔管操作;必要时由麻醉科医师进行相关操作。

(3)整个透析过程中患者应全程佩戴外科口罩或 N95 口罩,透析中不得脱下口罩进食。

2. 疑似新冠肺炎患者的床旁透析

疑似新冠肺炎的患者应收住院内隔离病房单间治疗。每次行 CRRT 前应动态观察疑似患者临床表现,并追踪肺部 CT 及病毒核酸检测结果,尽快了解患者确诊情况,其处方制定、操作管理、患者防护同确诊患者的管理。

3.普通病房和 ICU 的床旁透析

（1）流行病学史采集：在行床旁血液透析前，工作人员应对患者及其亲属进行流行病学调查，并填写调查表记录在案。

（2）症状的询问：每次行床旁血液透析前，工作人员应详细了解患者有无发热、咳嗽等呼吸道症状，有无其他非呼吸系统症状：如乏力、精神差、恶心呕吐、腹泻、头痛、胸闷、气促、结膜炎等或轻度四肢或腰背部肌肉酸痛等不适。

（3）体温的管理：每次行床旁血液透析前，工作人员应知晓患者体温情况，如果患者体 >37.3℃，应追踪患者血常规、动态肺部 CT 及核酸检测结果，如发现疑似应立即转至隔离病房。

（4）整个透析过程中患者应全程佩戴外科口罩或 N95 口罩，透析中不进食。

（5）需要实施临时静脉置管或拔管的患者，需事先准备好相关物品，血液透析医生应佩戴 N95 口罩、护目镜、防护面屏，穿好隔离衣实施置管或拔管操作。必要时由麻醉科医师进行相关操作。

（四）新入透析患者的管理

（1）疫情期内，新入透析的患者，如果无绝对禁忌证时，建议优先选择腹膜透析。

（2）非确诊非疑似新冠肺炎患者以及非医学观察期患者，新收入需选择血液透析的患者，应收入病房后再进行血液透析导入；建议血液净化中心将新入患者安排在过渡区或独立空间、最后一班，或当天透析结束后新开一班进行透析，至少观察 14 天，并固定医护人员；14天后如无发热等其他不适，可考虑与普通患者一起排班进行透析。

（3）确诊新冠肺炎的患者，在定点医疗机构进行血液透析导入。

（4）疑似新冠肺炎的患者，应迅速完成新冠肺炎核酸检测和肺部 CT 检查，排除新冠肺炎后，收入单间病房再进行血液透析导入，其余管理同新入透析患者管理第（2）条。

（5）处于医学观察期的患者，无紧急透析指征，可延缓至医学观察期结束后再进行透析导入。

（6）存在急诊透析指征的患者，可先在急诊室隔离间或者传染科隔离病房进行 CRRT，排查新冠肺炎后按照上述方案执行。

（7）维持性血液透析患者曾确诊为新冠肺炎，经治疗痊愈出院，出院时间超过 14 天，透析前再次核酸检测阴性，肺部 CT 无新的新冠肺炎表现，管理同新入透析患者管理第(2)条。

(8)对于需要血液透析且新冠肺炎治疗痊愈的患者，如出院后医学观察时间未超过 14 天，建议新冠肺炎定点医院开辟专门血液透析中心为其透析，或在有隔离病房的医院进行单间隔离及 CRRT 治疗，14 天观察期后再次核酸检测阴性，肺部 CT 无新的新冠肺炎表现者，管理同新入透析患者管理第(2)条。

(9)血液净化中心如需批量接受来自出现过疑似或确诊新型冠状病毒感染的患者，经血液净化中心所在医疗机构和上级主管部门同意，经疾控与感控评估许可后，可接收该中心其他班次未与疑似或确诊病例接触过的患者透析。建议为新入患者新增加一个班次，安排在相对集中的区域，透析前须进行炎症指标、肺部 CT 等检测并定期复查，每天记录两次体温情况，每日上报，固定医护人员并进行二级防护。经血液净化中心所在医疗机构和上级主管部门同意，经疾控与感控评估许可后，未与疑似或确诊新型冠状病毒感染个体接触过的被关闭的血液净化中心的工作人员，可随血液净化患者转移到血液净化中心执业，护理被转移过来的患者。

四、陪护管理

(一)居家管理

(1)签署新冠肺炎疫情告知承诺书：配合责任护士做好流行病学及症状的询问，确保真实有效；若出现咳嗽、发热、全身酸痛、腹泻等症状，需及时告知责任护士，并到发热门诊或急诊室就诊，做好相应筛查。

(2)疫情期间责任护士需加强新冠肺炎居家防护知识宣教，内容如下：

①体温监测：每日上午、下午各监测体温1次，做好记录。

②手卫生：责任护士教会患者及其亲属6步洗手法及洗手指征。

③居家消毒：餐桌、茶几、厨房台面等使用500 mg/L的84消毒液擦拭，每日2次，使用84消毒液拖地2次；每日通风2次，每次30分钟；进门口备84消毒液毛巾，对鞋底进行消毒。

④餐饮卫生：建议家中吃饭采用公筷，家庭人员较多时可将食物按人员分成几人份，吃饭时保持一定的距离，不闲聊；使用后的餐具采用煮沸消毒法进行消毒。

⑤咳嗽礼仪：使用纸巾遮挡，来不及时用肘部衣服遮挡，再消毒。

⑥活动以居家为主：减少外出，减少与其他人员见面、接触，如邻里、朋友、探访住院亲友等。

⑦衣服管理：专门备一套外出透析服，回家后将衣服内面翻转挂于专门的外出服柜内，柜内定期消毒。

（3）尽量固定居住人员，将风险降到最低。

（二）透析治疗时管理

1. 门诊患者陪护管理

对门诊患者的陪护人员总的原则是应测量体温，询问相关症状，做好流行病学相关调查。门诊患者的陪护在患者治疗时若全程在医院等待，建议为陪护专门开设等候区（中南大学湘雅二医院的经验是开放病房来管理陪护，取得较好成效），确保陪护在等待期间不聚集，同时提供开药、记账等服务。透析区外开设的等候区增加护理员协助护士进行管理，陪护管理人员根据患者具体下机时间逐一通知陪护接患者。有些患者的陪护只是接送患者，透析治疗期间不在医院停留，一般在患者上机后，通过电话或微信告知陪护患者下机时间，力求陪护按时接患者回家，减少人员集聚。

2.住院透析患者陪护管理

测量体温，询问相关症状等，做好流行病学相关调查。住院透析患者的陪护在患者进入透析区后，留下联系方式，立即离开血液净化中心回原病房。护士打电话告知下机时间，陪护按时来接患者。

3.CRRT治疗时陪护的管理

测量体温，询问相关症状等，做好流行病学相关调查。可安排单间，尽可能保证治疗环境内人员的疏散；要求 CRRT 护士认真负责，给患者及陪护提供足够的安全感；并为患者提供尽可能的护理帮助。

五、外来人员管理

（一）厂家工程师管理

厂家工程师根据血液净化中心需求须去不同医院开展维修工作，流动性较大，暴露于新冠病毒感染的机会较大，应尽量避免厂家工程师和患者、医务人员等接触。

（1）询问与报备：血液净化中心的设备出现故障后，必须要厂家工程师前来维修并向厂家报修时，必须详细询问疫区派遣过来维修的厂家工程师的相关信息，主要包括以下内容：居住小区和家庭成员情况，居住小区是否出现新冠肺炎患者；有无疫区出差或者相关接触史；有无流行病学史及症状；是否有发烧、咳嗽、腹泻等新冠肺炎可能的临床症状。凡有上述情况者，一律及时报告，进行相应排查，排除新冠肺炎后，才能接受派遣。

（2）登记工作：符合派遣条件的工程师，到达医院后，必须接受体温测量，并签署疫情告知承诺书。

（3）维修场地要求：维修不得在透析区开展，固定专门维修区；维修区应该安装紫外线灯，每次维修后，必须进行紫外线消毒。

（4）规范维修时间：建议维修时间为下班后或者周日，尤其是没有设置维修间的血液净化中心，以降低厂家工程师与患者或者其他医护人员的直接接触。维修单签字和交接工作可通过微信联系和电子档登记完成。

（二）送货员管理

（1）在医院的统筹下严格执行相关送货流程，送货员相对固定。

（2）送货员备案，并做好流行病学调查，详细备注其流行病学史，每次携带相关证件（如出入证）进入医院及科室。如更换送货员需重新进行相关流行病学筛查。

（3）签署新冠肺炎疫情告知承诺书，并交待其相关注意事项，务必要求其遵守医院及科室各项规章制度。

（4）送货时间：送货前电话提前预约，尽量避开透析治疗患者上下机时间，集中送货，减少送货频次。

（5）简化送货交接流程，走运送物品通道，并放在指定区域，做好相关登记（附件4），收货人清点签字。

（6）货物入库：货物送到科室后，按要求配合科室进行外包装消毒方可入库房。

（7）体温监测：必须进入医院或科室的送货人员需测量体温，有异常者禁止进入。

（8）按要求正确佩戴好口罩，并做好手卫生。

第二节　环境管理

血液透析室布局应当满足工作需要，符合医院感染控制要求，严格区分清洁区、半污染区和污染区。功能区包括：①清洁区：医护人员办公室和生活区、水处理间、配液间、清洁库房、治疗准备室、中心静脉置管等操作室、透析器储存间；②半污染区：接诊室、患者更衣室；③污染区：透析治疗室、污物间、洁具间等。有条件的中心建议在新冠疫情期间设立隔离区。

一、空气消毒

（1）按照《医院空气净化管理规范》（WS/T368 – 2012）加强诊疗环境开窗通风，建议每班次治疗结束后至少通风 30 分钟。最后一班治疗结束后，进行彻底的开窗通风，开启紫外线消毒装置消毒 30 分钟并记录，第二天早上 6 点前关闭窗户，开启空调（空调应是单房独立循环），保证室温。

（2）正确运行和管理中央空调系统，如使用风机盘管加新风系统，可加大新风量，合理开启机械排风，并酌情加强自然通风，保持室内空气合理的压力梯度。

（3）严格控制陪护进出透析室，减少人员，保证空气质量。

二、物表管理（含物体表面、透析设备表面）

1. 清洁物品表面

清洁物品表面使用 500 mg/L 的含氯消毒剂擦拭消毒，消毒剂作用时间 >10 分钟。护士站、接诊台等物体表面无血迹污染时按常规清洁消毒。候诊室更衣柜、门把手、座椅、体重秤等高频使用平面，可每天消毒 ≥5 次

（早班接诊前、后各 1 次；早班下机后 1 次；中班接诊后 1 次；中班下机后 1 次）。未污染的床单位、治疗车、透析机表面擦拭每天≥4 次（早班和中班上机后、下机后各 1 次）。床头桌每班上机前和下机后消毒。血压计袖带、输液泵、监护仪等设备可使用 75% 乙醇或消毒湿巾或 500 mg/L 的含氯消毒剂（评估腐蚀性）擦拭消毒，每班 1 次。听诊器、氧气装置、水银体温计，每个患者用后妥善处理。电子体温枪每班消毒 2 次。防护面屏或者护目镜、电视遥控器每班消毒 1 次。护士站物品每班上机后和下机后各消毒 1 次。

2. 被污染的物品清洁消毒

被患者血液、体液、分泌物等污染物污染的物品表面，酌情使用高浓度消毒液。医疗器械、物体、血透机表面等，可使用 2000～5000 mg/L 含氯消毒剂消毒擦拭，消毒剂作用时间＞30 分钟后擦拭干净。被污染的地面用 2000～5000 mg/L 含氯消毒剂喷洒消毒，作用时间＞30 分钟后清洁干净。

3. 治疗新冠肺炎患者使用过的设备仪器清洁消毒

新冠病毒确诊病例、疑似病例使用的仪器设备（如透析机及 CRRT 机等）、物体表面及地面应使用 2000～5000 mg/L 的含氯消毒剂进行终末消毒。机器消毒需要先使用一次性消毒纸巾擦拭，再使用 2000～5000 mg/L

的含氯消毒剂擦拭，最后用清水抹布擦拭一遍。

4.等候区的清洁消毒

患者及家属等候区、更衣区的物品表面、环境的消毒，用1000 mg/L的含氯消毒剂，每天消毒2次。

5.某些透析器具的清洁消毒

固定管路用止血钳的消毒应先浸泡于消毒液中，一般用500 mg/L的含氯消毒剂；被乙肝、丙肝患者血液污染的用1000 mg/L的含氯消毒剂。消毒液浸泡半小时后用清水刷洗→冲洗→干燥→消毒/灭菌→干燥保存。消毒液水平面一定要高于器械平面并让器械各面充分接触消毒液，器械须打开关节，可分离的器械应分离清洗。

三、机器内部消毒

机器每班进行内消毒，每种机型按照相应的要求选择消毒方式，保证消毒时间，消毒液的吸入充足，并进行记录。

四、地面清洁与消毒

透析区间地面、接诊大厅地面、陪护休息区地面的消毒一天4次，包括早班上机后、早班下机后、中班上机后、中班下机后。保证患者卧床，无陪护走动，护理人员走动较少，拖把不可过湿，以防人员滑倒。普通区采用 500 mg/L 的含氯消毒剂进行消毒，乙肝、丙肝区采用 1000 mg/L 的含氯消毒剂消毒。医护办公室及其他清洁区一天消毒 2 次，采用 500 mg/L 的含氯消毒剂进行消毒。

五、终末消毒

终末消毒是发生传染病后，在疫区解除封锁之前，为了消灭疫区内可能残留的病原体所进行的全面彻底的大消毒。针对新冠肺炎疫情设置的普通隔离区及强化隔离区，每班都需要严格对空气、设备、地面、透析单元进行全面的消毒。在疫情结束后准备正常接收透析患者之前需要进行严格的终末消毒。理想消毒剂的选择标准：①具有强大的杀菌力，穿透力强，作用迅速显效快。②易溶于水，性质稳定，不易氧化分解或易燃、易爆，便于储藏。③对金属、木材、塑料制品等没有损坏作用，无腐蚀性。④穿透力强，杀菌作用不受或少受有机物存在的影响。⑤使用方便、价格低廉，对人畜无毒害作用。

针对新型冠状病毒的特点，可以先把普通隔离区及强化隔离区开窗通风，并采用空气消毒机进行消毒。透析单元的消毒包括：①床单位的消毒，更换床单、被套、枕套，床栏、地板和床头桌用消毒液擦拭，床单位可选用臭氧消毒机消毒 30 分钟。②透析设备的消毒，透析机进行充分的内外消毒；治疗带上的各个接口都需要用 1000 mg/L 的含氯消毒剂进行擦拭。③隔断窗帘需要取下来进行消毒剂的浸泡，充分消毒。④地面的消毒，需要把床和透析设备进行适当的移位，彻底清洗地面，必要时采用专门的洗地设备彻底清洗，并打蜡保护地板。

第三节　医疗废物管理

血液净化中心医疗废弃物每日产生量大，管理难度大，管理过程应分工明确、流程清晰。医、护、技、工等人员需严密配合，严格执行各项操作流程，需按使用区域及医疗废弃物种类安全收集，做好科室的暂存工作，并协同医院加强医疗废弃物的转运，规范交接，严格转移登记。并按以下几点要求进行管理。

一、液体医疗废弃物的管理

（1）护士在预冲管路时应使用密闭式预充技术，严格无菌操作，应将流入废液袋的预冲液排放到污物水池内，排空废液的预冲液袋同固体医疗废弃物处理。

（2）透析过程中产生的废透析液应直接排入下水道。透析机的废透析液排放口与下水道之间应有气隔。透析机应严格按要求进行内外消毒，并严格登记。

（3）血液透析结束后，采用密闭式回血，将透析器及管道内残余的液体按流程自动排放，再将体外循环管路中残留的液体严密封堵在体外循环管路和透析器内，立即投放入医疗垃圾桶内，同固体医疗废弃物处理。

（4）新冠肺炎可疑病例行 CRRT 时，废液应倾倒于连接污水处理系统的废液池，旁边贴上"新冠可疑患者专用废液池"字样。废液池需用 2000 mg/L 的含氯消毒剂及时消毒处理。

二、固体医疗废弃物的管理（含使用过的医疗防护用物）

（1）血液净化中心内医疗活动过程中产生的固体医疗废弃物（包含使用过的口罩、护目镜、防护服、鞋套等）应即刻投放入医疗垃圾桶内分类收集。

（2）医疗废弃物收集桶应为脚踏式并带盖，垃圾袋在盛装医疗废弃物前，应当进行认真检查，确保其无破损、无渗漏，使用双层医疗废物袋盛装，鹅颈结式封口，分层封扎，严禁挤压。

（3）医疗废弃物达到包装 3/4 满时，及时有效地封存。制定合理的封存结点，减少废弃物的暴露时间，每班冲管后、上机后、下机后及时对医疗废物封存和转运。

（4）医疗垃圾桶应放置在方便投放废弃物、方便转运至医疗垃圾暂存间、远离治疗车和抢救车等清洁物资的位置。医疗废弃固体物的转运应避免与人员流向交叉、避免经过血液净化中心内其他功能区域。

（5）每个医疗垃圾包装袋外应标注产生科室、产生时间、类别。

（6）垃圾桶及垃圾暂存点需每日 2 次进行表面消毒。

（7）新冠肺炎确诊或疑似患者医疗废物应在收集容器的标签上进行标注，可简写为"新冠"，产生的垃圾需要在第一时间封存转运，垃圾袋上应特别标明"新冠"。并在离开污染区前应当对包装袋表面采用 2000 mg/L 的含氯消毒液喷洒消毒（注意喷洒均匀）或在其外面加套一层医疗废物包装袋，在最外层垃圾袋上标明"新冠"。

（8）清洁区产生的医疗废物按照常规的医疗废物处置。

三、锐器的管理

（1）锐器（如内瘘穿刺针、安剖瓶等）直接投入锐器盒中，并做好自我防护，防止被刺伤。

（2）锐器盒达到 3/4 满时应立即关闭、锁好、贴好标签。

（3）将锁闭好的锐器盒放入黄色医疗垃圾袋中，在指定的地点暂存，待医院专人进行处理。如接触新冠肺炎确诊或疑似患者，锐器盒上应特别标明"新冠"。并按要求进行交接。

第四节　待排查者的指征与血液净化安排

一、待排查者指征

（1）有流行病学史合并有或无发热/呼吸道症状的长期血液透析患者、医护人员、工程师、工勤人员、陪护。

（2）无流行病学史而有发热/呼吸道症状的长期血液透析患者和陪护、医护人员、工程师、工勤人员。

（3）血液透析室拟接受的新透析患者或有旅行史需

透析治疗的患者。

二、待排查者的血液净化或工作安排

(一)维持性血透患者透析安排

(1)患者有流行病学史,排除新型冠状病毒肺炎诊断,但需居家隔离的患者,如无其他异常情况,应安排单独透析间提供隔离透析2周,或晚班单独透析区域透析,或当日透析结束后另开一班透析;医务人员做好自我防护和终末消毒;确诊者则按照相关规定执行。

(2)患者无流行病学史,排除新型冠状病毒肺炎诊断,需透析治疗的患者应安排至每日的最后一班,留在血液净化室相对独立的一角。

(二)血液净化室接受新透析患者或有旅行史
需透析患者的安排

如无特殊情况,建议疫情解除前暂不接受有旅行史的临时血液净化治疗患者。如果需要接收新的血液净化治疗患者,按照规范要求常规做好血源传播性疾病的筛查外,做好对新型冠状病毒感染的筛查,包括流行病学史的调查、相关症状的询问、体温的检测及监测、实验室检查；排除新型冠状病毒感染后收入病房再进行血液透析导入。血液净化中心将新入患者放入过渡区透析治疗至少2周，或分时段、分区治疗至少2周；或根据情况予以隔离，进行独立空间或者单独排班的透析或CRRT治疗，至少观察2周。2周后根据情况决定是否与普通患者一起排班进行透析。

(三)医护人员、工程师、工勤人员和陪护安排

(1)有流行病学史者，转至发热门诊排查，排除者予以居家隔离14天(以接触日期为始)后无异常方可解除隔离，恢复工作；确诊者按照相关规定执行。

(2)无流行病学史者，根据临床相关症状情况，如发热、咳嗽、鼻塞、咽痛、乏力等情况，于发热门诊就诊，排查新型冠状病毒感染。

三、疑似和确诊患者的血液净化安排

(1)疑似感染新型冠状病毒的血透患者，应收入隔离单间病房，迅速完成肺部CT检查和新型冠状病毒核酸检测或病毒基因测序，对于需要急诊透析者，应予以隔离单间病房内行CRRT治疗。没有CRRT的透析机构需将疑似患者就近转诊至上级医院按要求处置。

（2）对于确诊新冠肺炎需血透的患者，收入定点医疗机构进行连续性肾脏替代治疗（CRRT）或血液透析治疗。

（3）参与治疗疑似或确诊新冠肺炎血液透析患者的医护人员、工程师、工勤人员相对固定，在工作期间应当按照加强防护的原则。透析结束后进行终末消毒。

（4）参与治疗疑似或确诊新冠肺炎患者的医护人员、工程师、工勤人员于非工作时间需统一安排隔离单间居住。如调离原岗位需要隔离14天后，核酸检测阴性才能回归到正常工作。

四、密切接触者的血液净化安排

1.密切接触者的定义

密切接触者是指与疑似病例、临床诊断病例（仅限疫情地区）、确诊病例发病后，无症状感染者检测阳性后，有如下接触情形之一，但未采取有效防护者。

（1）共同居住、学习、工作，或其他有密切接触的人员，如近距离工作或共用同一空间或在同一所房屋中学习和生活。

（2）诊疗、护理、探视病例的医护人员、家属或其他有类似近距离接触的人员，如到密闭环境中探视患者或停留，同病室的其他患者及其陪护人员。

（3）乘坐同一交通工具并与近距离接触人员有拥挤，包括在交通工具上照料的护理人员、同行人员（家人、同事、朋友等），或经调查评估后发现有可能近距离接触病例和无症状感染者的其他乘客和乘务人员。

（4）现场调查人员调查后经评估认为符合密切接触者。

2.筛查密切接触者

若血液净化中心出现疑似或确诊病例，应及时上报给医院和疾控中心，并请疾控中心迅速明确血液净化中心哪些人员为密切接触者，筛查对象包括医务人员、工程师、工勤人员、患者及其陪护。

3.完善相关检查

对密切接触者应迅速完善血常规、C反应蛋白、肺部CT及核酸检测，明确是否为新冠肺炎确诊或疑似病例。

4.部署隔离工作

（1）有密切接触史的患者、陪护、医务人员、工程师、工勤人员按照《新型冠状病毒肺炎诊疗方案（试行第七版）》中的"新型冠状病毒肺炎病例密切接触者管理方案"进行集中隔离医学观察。每日至少进行2次体温测定，并询问是否出现急性呼吸道症状或其他相关症状及病情进展。

（2）医学观察期限为自最后一次与病例、无症状感染者发生无有效防护的接触后 14 天。确诊病例和无症状感染者的密切接触者在医学观察期间若检测核酸阴性，仍需持续至观察期满。在排除疑似病例后，其密切接触者可解除医学观察。

5. 部署血液净化工作

（1）密切接触者接受隔离期间，透析治疗最好使用具有负压隔离单元的单间透析或单间床旁 CRRT 治疗。透析治疗中要求患者全程佩戴医用外科口罩或防护口罩，并监测体温变化。

（2）工作人员穿工作服、戴工作帽、戴医用外科口罩（或酌情）、防护口罩或 N95 型口罩，全程使用护目镜，据暴露风险加穿防护服。

（3）陪护全程佩戴外科口罩，非紧急情况不得进入透析中心。

（4）透析结束后，应立即对透析室进行终末消毒。

（5）负责密切接触患者的血液净化中心工作人员相对固定，避免交叉感染。

五、非密切接触者的血液净化安排

1. 非密切接触者的工作人员、工程师、工勤人员

(1) 做好居家隔离 14 天，居家佩戴医用外科口罩，尽可能独自居住在通风良好的房间，实行分餐。每天至少监测体温 2 次，并且需要通过微信、短信等日报告。

(2) 隔离期满无异常方可恢复正常上班。

(3) 如有发热、咳嗽、乏力、腹泻、肌肉疼痛等症状需要及时去发热门诊就诊。就诊期间全程佩戴外科口罩。

2. 非密切接触者的患者及陪护

(1) 做好居家隔离 14 天，居家佩戴外科口罩，尽可能独自居住在通风良好的房间，实行分餐。每天至少监测体温 2 次，并且需要通过微信、短信等日报告。

(2) 如有发热、咳嗽、乏力、腹泻、肌肉疼痛等症状需要及时去发热门诊就诊。就诊期间全程佩戴外科口罩。

(3) 居家隔离期间的透析治疗，由血液净化中心安排在隔离病房治疗或者安排在每天治疗的最后一班，并且固定在一个通风较好的角落。或者每天透析结束后独立安排一班。透析前必须监测体温，体温正常才能进入

透析中心。透析中全程佩戴外科口罩，必须监测体温变化。陪护全程佩戴外科口罩，非紧急情况不得进入透析中心。

（4）隔离期满无异常方可恢复正常透析安排。

（5）在透析期间，增加非密切接触患者的床间距。医护人员做好相应防护。

第五节 防护措施

一、防护级别

新型冠状病毒肺炎疫情防控工作中，为最大限度降低血液净化医护人员感染风险，现将标准预防、一级防护、二级防护、三级防护标准明确如下。

（一）标准预防

标准预防是指基于患者血液、体液、分泌物、排泄物、非完整皮肤和黏膜均可能含有感染性因子的原则，为了最大限度减少医院感染的发生，所采取的一系列措施。包括手卫生、使用个人防护用品、呼吸卫生、咳嗽礼仪等。

（二）分级防护

在实施标准预防的基础上，采取接触隔离、飞沫隔离和空气隔离等措施。包括一级防护（基本防护）、二级防护（加强防护）、三级防护（额外防护）。

1. 一级防护（基本防护）

（1）与血液净化相关的适用范围：

①低风险区：普通病房（不包括感染科、呼吸内科病房）。

②高风险区：急诊科、感染科及呼吸内科病房、重症监护病房。

③为患者实施常规透析治疗的医务人员。

④为患者实施普通隔离透析治疗（高风险区）的医务人员。

（2）防护要求：穿工作服、戴一次性工作帽、戴一次性医用外科口罩（每 4 小时更换 1 次，有污染时随时更换）、医用防护口罩（N95 型口罩）（高风险区）、戴一次性乳胶手套、穿工作鞋，在实施操作时须佩戴护目镜。

2. 二级防护（加强防护）

（1）与血液净化相关的适用范围：

①进入新冠肺炎疑似患者或确诊患者的隔离留观室、隔离病房或隔离病区的医务人员。

②为患者实施强化隔离透析的医务人员。

（2）防护要求：穿工作服（分体式）、戴一次性工作帽、戴医用防护口罩（N95型口罩或更高级别医用防护口罩）、穿防护服、戴内层手套、戴护目镜或防护面屏、穿一次性鞋套、戴外层手套。

3. 三级防护（额外防护）

（1）与血液净化相关的适用范围：

①为疑似患者或确诊新冠肺炎患者实施中心静脉置管或腹透置管操作的医务人员。

②处理疑似或确诊新冠肺炎患者血液、分泌物、排泄物的医务人员。

（2）防护要求：穿工作服（分体式）、戴一次性工作帽、戴医用防护口罩（N95型口罩或更高级别医用防护口罩）、穿防护服、戴内层手套、穿一次性隔离衣、戴护目镜、戴全面型防护面罩（防护面屏）/全面型呼吸防护器或更高级别带电动送风过滤式呼吸器（正压式头套）、穿一次性鞋套、戴外层手套。

二、具体防护措施

(一)常规透析时各类人员防护

(1)医护技术人员及工勤人员防护:戴外科口罩或N95型口罩,戴帽子,戴护目镜,着工作服及工作鞋,严格手卫生。下班后洗澡必须 > 30分钟,要认真清洗鼻孔,洗澡后必须双侧耳朵用75%乙醇棉签消毒。用0.9%氯化钠溶液或漱口水漱口(病毒喜欢在咽喉部附着)。禁止戴任何首饰。不能聚众聊天,应分批次吃餐,用餐完后立即戴好口罩。

(2)患者防护:全面启用血液净化门禁系统管理,实现患者分批次预检;进入血液净化中心时测量体温,体温 > 37.3℃时安排患者去发热门诊排查;透析过程中巡视发现有发热或呼吸道症状者,安排患者去发热门诊排查;患者透析全程佩戴一次性医用口罩,患者不在透析过程中进食。

(3)陪护防护:所有透析患者陪护尽量固定或者不用陪护,佩戴一次性医用口罩,做好手卫生。透析期间严格禁止患者的亲属及陪护进出血液净化中心。医院有条件者为患者的亲属或陪护提供有间隔的空间休息。

（二）普通隔离透析时各类人员的防护（有接触史无症状的患者）

（1）医护技术人员及工勤人员防护：固定人员，并在标准预防的基础上进行一级防护，戴医用防护口罩（N95型）、戴一次性乳胶手套、穿工作鞋，在实施操作时须佩戴护目镜。休息时间进行居家隔离。

（2）患者防护：在独立空间、最后一班上机治疗，避免与常规透析患者接触；监督患者每日测量体温 2 次，询问体温情况及症状并记录；患者在血液净化中心期间全程佩戴医用外科口罩或 N95 型口罩，一般情况下所有患者透析期间不能进食。

（3）陪护防护：佩戴医用外科口罩，做好手卫生。禁止患者的亲属及陪护进出血液净化中心。

（三）强化隔离透析时各类人员的防护（疑似病例）

（1）医护技术人员及工勤人员防护：固定人员，并进行二级防护，严格执行隔离衣和防护服穿脱流程，下班后原则上在医院进行隔离。

（2）患者防护：安排单间隔离病房进行 CRRT 治疗，禁止患者归家，其余防护同前。

（3）患者亲属防护：禁止患者亲属在医院逗留，该类人员应上报其所在社区后居家隔离。

（四）置管等操作时的防护

血液净化中心存在一些有创手术操作（主要为血管通路相关手术操作），包括深静脉置管（如临时导管，半永久性导管的置入等），动静脉内瘘建立及拔管等操作。对血管通路相关手术操作管理如下。

（1）手术操作前必须对患者进行流行病学调查及新型冠状病毒肺炎的排查。

（2）对于排除了新冠肺炎感染的患者，如需实施血管通路相关手术，依据《血液净化标准操作规程》的规范进行，手术室、手术人员及手术物品均按照相关管理办法实施。

（3）对于确诊或疑似新冠肺炎感染的患者，如必须实施血管通路相关手术，管理如下：

①操作室的管理：对需进行血管通路相关操作的确诊或疑似患者，必须收治在负压隔离手术室进行手术。或将患者收治在专用隔离病房，由专科医务人员在床旁行置管、穿刺及拔管等操作。

②医护人员的防护：医护人员应遵循标准预防及分级防护原则。建议操作人员实施三级防护（见上述防护级别）。

（4）操作过程中应严格按照《血液净化标准操作规程》的规范进行，但操作中应特别注意操作轻柔、止血彻底，相关人员需密切配合，避免血液喷溅，造成污染。室内人员在手术操作中不得离开手术间或操作室，室外人员无特殊情况不得入内。操作结束后，所有人员按照规定程序离开。

（5）手术物品管理：所需手术操作物品应标识明确，固定在专用的手术间或操作室。推荐使用一次性物品。药品和一次性物品单向流动，只进不出；非一次性使用设备、物品必须依据相关规范进行使用后处理。

（五）床旁血液净化时的防护

（1）医护人员防护：

①所有医护人员参加防控新型冠状病毒感染知识培训，培训结束考核合格方可上岗。

②在进入工作区前须进行体温检测和个人身体状况确认，并记录在册，建立每日报告制度。

③所有人员应严格执行正确的手卫生措施，戴手套不能替代洗手，应根据所进行的临床操作的类型选择洗手、卫生手消毒、外科手消毒、戴清洁手套或戴无菌手套。

④针对普通患者的防护：在普通病房（感染科/呼吸内科病房/重症监护室除外）等低风险区，工作人员按一

级防护要求，穿工作服、戴一次性工作帽、戴医用外科口罩或 N95 型口罩、戴手套、穿工作鞋，在实施操作时须佩戴护目镜。

⑤针对疑似或确诊病例的防护：在新冠肺炎疑似或确诊病例的病区等高风险区，工作人员按二级防护要求：穿工作服、戴帽子、佩戴 N95 型口罩、戴一次性乳胶手套、穿防护服、戴护目镜/防护面罩、穿鞋套。透析结束立即进行终末消毒。护理人员不再参与常规透析护理工作。

（2）患者防护

①普通患者：患者透析前再次测量体温，全程戴医用口罩。

②疑似或确诊患者：应在负压隔离间中使用专机对疑似或确诊的新冠肺炎患者进行床旁血液透析治疗。疑似患者应分别强化隔离透析，确诊患者可合并在一个空间透析。透析实行专人专机。透析前再次对患者测量体温，并询问自觉症状并记录；透析时监测体温，患者全程戴 N95 型口罩。

（3）环境防护：床旁透析机、物体表面、环境的消毒以及污染物品的规范处理应严格按照《医疗机构消毒技术规范》（WS/T367 - 2012）和《医疗机构环境表面清洁与消毒管理规范》（WS/T512 - 2016）要求进行管理，并加强监督落实（详见物表管理章节）。

第七章

中南大学湘雅二医院肾内科血液净化中心新冠肺炎防控期间管理特色

一、血液净化中心新冠肺炎防控期间总体要求

全面落实《国家卫生健康委办公厅关于加强基层医疗卫生机构新型冠状病毒感染的肺炎疫情防控工作的通知》，根据国家肾脏病医疗质量控制中心《血液透析室（中心）防控新型冠状病毒感染的关键质控环节（第二版）》《中华医学会肾脏病学分会关于血液净化中心（室）新型冠状病毒感染的防控建议（2020年版）》《中国医院协会血液净化中心管理分会关于血液净化中心（室）新型冠状病毒感染防控建议》的要求，结合我们的实际工作，

中南大学湘雅二医院肾内科血液净化中心新冠肺炎防控期间管理工作的目标、要求和措施如下。

(1)尽最大努力实现医护人员"零"感染，透析患者"零"感染。

(2)明确新冠肺炎期间人员职责、督导落实各项新冠肺炎防控规章制度和流程。

(3)建立血液净化中心新型冠状病毒感染应急预案。

(4)建立血液净化中心新型冠状病毒感染每日排查报告制度。

(5)制定和实施新冠肺炎预检分诊制度。

(6)科学调配及弹性排班，工作人员相对固定。

(7)加强防护培训，医、护、技、护理人员及工勤人员防护培训知识必须人人过关。

(8)工作人员应正确佩戴医用帽、医用外科口罩，正确使用防护目镜、隔离衣等防护用品。

(9)透析患者和陪护需全程佩戴口罩。

(10)透析患者错峰来血液净化中心治疗，避免集中聚集在透析大厅。

(11)设立临时候诊区，候诊区需引导患者/陪护间隔1 m距离。

(12)每次进入透析间前需完成体温测量及流行病学史筛查。

(13)透析各班次需严格分开，不能存在上一班次和下一班次患者交叉现象。

（14）严格陪护管理，透析期间，无特殊情况，陪护禁止进入透析间。

（15）责任护士需加强患者和其亲属、陪护新冠肺炎防护宣教。

（16）重点做好各项消毒隔离工作，设专人进行管理督查。

二、患者进入血液净化中心流程

（1）医院血液净化中心根据疫情期间患者人数、有无患者亲属护送等情况，结合血液净化中心护理人员数确定是否增加每日透析班次、错峰来院时间段和患者数。如每班透析人数多，可调整透析班次，由原来两班增加为三班，以减少每班次透析人数。同时让血液净化中心各责任护士逐一打电话告知所管患者相关事宜，强调严格按照预定时间错峰来院，避免时间集中拥挤在候诊区。

（2）增加临时候诊区。因天气、交通等不可控因素，有部分患者会提前到达。对于该部分患者，疫情期间，血液净化中心需要设立临时候诊区，该区域需具备休息和隔离的双重功能。有条件的血液净化中心可将病房改为临时候诊区，杜绝患者和其亲属聚集在透析中心大厅，避免交叉感染。

（3）候诊区患者进行体温测量。候诊区设置鉴别台，进入该区患者/陪护（仅限 1 名）均需进行体温测量，并按要求询问当日及透析间期流行病学史，有无发热、咳嗽、乏力等症状，并做好记录。符合要求者分流入候诊区；不符合要求者由工作人员引导至医院发热门诊进行新冠肺炎的排查。

（4）候诊区患者进行体重测量。在候诊区安排医生，患者候诊过程中分批次称体重，开透析处方单。

（5）设立进入透析间分流通道。快速通道：针对已经完成体温和体重测量的候诊区患者及病情较重患者。专用通道：为按预定时间到达的患者设立的通道。专用通道数目根据血液净化中心实际情况而定。若中心面积有限，可为 1~2 条通道，反之，可以相应增加通道。

（6）患者错峰进入透析间。疫情期间，在血液净化中心大厅鉴别台每隔 1 m 距离设置地标，并在入门处设置"84"消毒地垫。

①中心与候诊区联系，按预定时间分批次开放。候诊区患者凭体温条、处方单分批次从快速通道进入。

②按预定时间到达的患者根据工作人员指引进入相应专用通道。患者按地标排队依次进行体温、体重测量，并按要求询问患者当日及透析间期流行病学史，有

无发热、咳嗽、乏力等症状，并作好记录，开透析处方单后进入透析间。不符合要求者由工作人员引导至医院发热门诊进行新冠肺炎的排查。透析治疗的患者，其陪护禁止进入透析间，相关工作由护理员接替；统一在候诊区等待，不能逗留在大厅内。

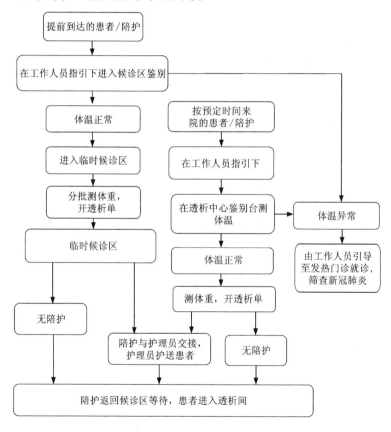

新冠肺炎疫情期间透析患者进入血液净化中心流程图

三、血液净化中心新冠肺炎防控期间透析室内部布局规划

血液净化中心按 SOP 要求严格进行区域的划分及通道的设置，在疫情防控期间还需做到以下几点。

(一) 通道方面

(1) 人员通道：工作人员须按要求穿戴整齐，进出走工作人员通道，患者通道外设立预检分诊区，所有患者走患者通道进入透析区。

(2) 无菌物品通道：无菌物品通道应单独设立；严格执行出库流程和物品管理相关制度。

(3) 污物通道：单向通行，医疗废弃物按要求进行管理。

(二) 区域设置方面

(1) 清洁区：办公区、生活区、水处理间、配液间、库房、治疗准备室、仪器室、置管室等，做好门禁管理，严禁非工作人员进出。

(2) 半清洁区：接诊室、预检分诊台等。

(3) 污染区：透析治疗区、污洗间、洁具间。

（4）血液透析治疗区，建议视具体情况设置以下区域：①长期维持性血液透析患者无症状、无发热、无接触史；②长期维持性血液透析患者有呼吸道症状或有发热，无流行病学接触史；③长期维持性血液透析患者来自疫情小区、社区，应单独放于最后一班；④长期维持性血液透析患者，乘坐公共交通工具往返医院者；⑤患者病房住院区域、门诊筛查阴性患者区域。

（三）其他布局设置

（1）通道、区域标识应清晰、患者错峰进入透析中心防止出现聚集。

（2）预检分诊台设置 1 m 线，排队进行体温监测及相关检查。

（3）透析室外增设陪护等候区，禁止陪护逗留，设置专人管理，防止人员聚集。

四、血液净化中心新冠肺炎防控期间等候区域管理

为切实做好血液净化中心的新冠肺炎防控工作，保障血液透析治疗的安全、顺利进行，在增设的患者/陪护等候区内开展一系列的管控措施，具体规定如下：

（1）核查流行病学史：每位患者仅留1名固定陪护，详细筛查患者及陪护的流行病学史。

（2）核对患者及陪护信息：工作人员应根据当日血液透析患者名单，核对患者姓名及家属的陪护证；未开具陪护证的陪护人员，核对当天血液透析名单及有效证件后开具陪护证。

（3）患者或陪护进入等候区前有序间隔排队（间距大于1m），工作人员予以测量体温，登记相关信息，初筛合格后在工作人员引导下进入等候区休息。等候区内患者在间隔2米以上的床位休息，不得密切聚集；当患者与陪护需同时进入等候区等待时，予以对其实行单间安排，以确保每间等候室内人数不超过3人。每间等候室门口配备快速手消毒液，患者及陪护在进入和离开等候室时需进行快速手消毒工作。等候室内工作人员应进行环境介绍、健康指导和心理疏导等工作。若患者或陪护有发热（体温≥37.3℃）或有呼吸道等症状者，立即由工作人员引导前往发热门诊就诊，进行新型冠状病毒感染筛查，并立即报告血液净化中心护士长及相关人员，根据筛查结果再对血液透析患者进行合理安排。

（4）在等候区等待透析的患者，工作人员将根据血液净化中心提供的透析时间安排，在上机前，由等候区工作人员引导患者通过专用电梯，分批次进入血液净化中心进行透析治疗。

（5）新冠肺炎疫情防控宣教：

①患者或陪护在等候区应全程佩戴一次性医用口罩或一次性外科口罩，咳嗽或者打喷嚏时用纸巾遮掩口鼻，勤洗手，用过的纸巾和口罩需放置在黄色医疗垃圾桶内。

②患者或陪护在等候区等待时，两人之间应保持1米以上间距，保持房间通风，不得随意串房间聊天、聚集；不得随意离开等候区；禁止吸烟，禁止乱扔垃圾，保持环境整洁。

（6）患者透析治疗结束前，血液净化中心根据患者的下机时间提前通知等候区的工作人员，等候区工作人员根据时间安排通知患者陪护，并指引分批次前往血液净化中心门口迎接患者。

（7）患者及其亲属在等候区期间，工作人员应加强巡视，如发现其有不适，及时处理并予以报告。

（8）环境及空气消毒：每一批患者或陪护离开等候区后，开窗通风30分钟，严格进行环境及空气消毒。环境物体表面和地面的消毒严格按照《医疗机构消毒技术规范》进行。床单位、床头柜等物体表面及地面采用1000~2000 mg/L含氯消毒剂彻底擦拭消毒，每日2次。如遇患者排泄物、分泌物、呕吐物等污染，先用吸湿材料如纸巾去除可见的污染，再用 2000 mg/L 含氯消毒剂浸泡后的抹布覆盖 30 分钟，再擦拭消毒。使用移动式空气消毒机消毒，空气每日 2 次，每次 30 分钟以上。

五、血液净化中心新冠肺炎防控期间等候区工作流程

血液净化中心透析治疗时间相对集中，早于透析时间点的部分患者需要等待。新冠肺炎疫情防控期间，为避免患者聚集，特设置等候区，同时进行新冠病毒感染的高风险人群筛查、做好血液透析前准备工作。进入等候区前、后所有人员需全程正确佩戴口罩。

(一)等候区患者及陪护身份识别流程

血液净化中心患者通常有三类：长期门诊透析患者、住院患者及门诊急诊临时透析患者。进入等候区的患者通常为门诊长期透析患者，进入前需进行身份识别，可采用口述/腕带/血液净化卡/陪护证等方法至少 2 种，每位患者可留 1 位陪护，凭陪护证进出。

(二)等候区患者及陪护新冠肺炎初筛流程

身份识别后，需对所有进入等候区的人员进行新冠

肺炎的初筛,包括测量体温、流行病学史调查、询问是否有典型临床表现,若初筛合格可安排床位进入等候区休息。

(三)等候区患者/陪护服务流程

由护士指引患者/陪护进入等候区,安排床位进行休息,向患者/陪护介绍环境、告知候诊流程及注意事项、予以心理沟通疏导,并保持环境舒适。

(四)患者转运至血液进化中心流程

接到血液净化中心通知后,将患者有序、安全地转运至血液净化中心进行血液透析治疗。在血液净化中心门口等待进入时,应避免人群聚集,保持 1 米以上的距离。患者陪护可随护送人员回到等候区休息,等待患者透析完成后接走患者。

(五)等候区环境管理流程

患者/陪护进入等候区前后均需进行地面、病床、床头柜等卫生清洁及消毒处理,每次更换患者及陪护后均开窗通风(每天通风 2 ~ 3 次,每次不少于 30 分钟),定时空气消毒,每个房间每天进行至少 2 次空气消毒。

（六）等候区陪护接患者流程

护士接到患者下机通知，明确患者姓名，通知陪护做好接患者准备，组织陪护有序离开等候区，将陪护带至血液净化中心等候区迎接患者，在血液净化中心门口等待患者下机时，应避免人员聚集，保持1米以上的安全距离。

附　件

附件1　承诺书

中南大学湘雅二医院血液净化中心新型冠状病毒感染肺炎防控期间住院(门诊)筛查及承诺书

患者/陪护姓名：　　　　　联系电话：

家庭地址：

身份证号：

一、患者/陪护流行病学史

1.最近14日内您是否到过疫区及其周边地区(是　否)或疫区以外其他地区(是　否)

2.14天内您是否接触过曾来自疫区的人员或曾有病例报告的社区(是　否)

3.14天内您是否接触过有发热或呼吸道症状的人员(是　否)

4.家庭成员/同事/同学是否有聚集性发病的情况(是　否)

5.您是否接触过新型冠状病毒肺炎确诊人员(是　否)

二、患者/陪护临床表现

您是否有以下情况:

发热,体温≥37.3℃(是　否)　　　乏力(是　否)

咳嗽　　　　　　(是　否)　　　咳痰(是　否)

呼吸困难　　　　(是　否)

我保证上述信息真实准确,如隐瞒以上信息,自愿承担相关法律责任。

患者签字:

家属签字:

告知人签字:

签署日期:2020 年　　　月　　　日

注:我国《刑法》第三百三十条规定:"违反传染病防治法的规定,引起甲类传染病传播或者有传播严重危险的,处三年以下有期徒刑或者拘役;后果特别严重的,处三年以上七年以下有期徒刑"。

附件2 工作人员日报告表

中南大学湘雅二医院血液净化中心工作人员日常体温及其他情况监测表

姓名：　　　　电话：　　　　身份证号：

日期（月日）	工作（是否）	时间	体温（℃）	流行病学史	1 乏力	2 干咳	3 鼻塞	4 流涕	5 咽痛	6 腹痛	7 腹泻	8 眼睛红	9 呼吸困难	家庭其他成员有无以上症状	负责区域	往返医院的交通工具：①步行；②私家车；③的士；④滴滴车；⑤公交车（请写明从哪条线路）	签名
如：2.13	是	10:15	36.5													公交车：来__路　回__路　其他： 私家车：是／否	张三
	否																
	是															公交车：来__路　回__路　其他： 私家车：是／否	
	否																
	是															公交车：来__路　回__路　其他： 私家车：是／否	
	否																
	是															公交车：来__路　回__路　其他： 私家车：是／否	
	否																

续上表

日期（月日）	工作（是/否）	时间	体温（℃）	流行病学史	1 乏力	2 干咳	3 鼻塞	4 流涕	5 咽痛	6 腹痛	7 腹泻	8 眼睛红	9 呼吸困难	家庭其他成员有无以上症状	往返医院的交通工具：①步行；②私家车；③的士；④滴滴车；⑤公交车（请写明从哪条线路）	签名
	是														交车：来___路 回___路 其他：私家车：是/否	
	否															
	是														交车：来___路 回___路 其他：私家车：是/否	
	否															
	是														交车：来___路 回___路 其他：私家车：是/否	
	否															
	是														交车：来___路 回___路 其他：私家车：是/否	
	否															

流行病学史指：①14天内接触过疫区的人；②14天内接触过确诊或者疑似病例；③居住的小区有疑似患者或者确诊患者；④14天内接触过外出归来人员；⑤参加家庭聚会；⑥家庭成员参加工作单位聚会；⑦接待访客；⑧其他可能接触病毒携带者的人员。

附件

附件3 患者及陪护日报告表

中南大学湘雅二医院血液净化中心门诊透析患者及家属日常体温及其他情况监测表

姓名：　　身份：患者/家属　　电话：　　身份证号：　　区域：　　责任护士：

日期（月日）	工作（是否）	时间	体温（℃）	流行病学史	1 乏力	2 干咳	3 鼻塞	4 流涕	5 咽痛	6 腹痛	7 腹泻	8 眼睛红	9 呼吸困难	家庭其他成员有无以上症状	往返医院的交通工具：①步行；②私家车；③的士；④滴滴车；⑤公交车（请写明从哪条线路）	签名
如：2.13	是	10:15	36.5												公交车：来＿路 回＿路 是/否 其他： 私家车：是/否 其他：	张三
	否														公交车：来＿路 回＿路 是/否 其他： 私家车：是/否 其他：	
	是														公交车：来＿路 回＿路 是/否 其他： 私家车：是/否 其他：	
	否														公交车：来＿路 回＿路 是/否 其他： 私家车：是/否 其他：	
	是														公交车：来＿路 回＿路 是/否 其他： 私家车：是/否 其他：	
	否															

续上表

日期（月/日）	时间	工作（是/否）	体温（℃）	流行病学史	1 乏力	2 干咳	3 鼻塞	4 流涕	5 咽痛	6 腹痛	7 腹泻	8 眼睛红	9 呼吸困难	家庭其他成员有无以上症状	往返医院的交通工具：①步行；②私家车；③的士；④滴滴车；⑤公交车（请写明从哪条线路）	签名
		是													公交车：来___路 回___路 是/否 其他： 私家车：	
		否														
		是													公交车：来___路 回___路 是/否 其他： 私家车：	
		否														
		是													公交车：来___路 回___路 是/否 其他： 私家车：	
		否														
		是													公交车：来___路 回___路 是/否 其他： 私家车：	
		否														

流行病学史指：①14天内接触过疫区的人；②14天内接触过确诊者疑似患者或者确诊患者；③居住的小区有疑似患者或者确诊病例；④14天内接触过外出归来人员；⑤参加家庭聚会；⑥家庭成员参加工作单位聚会；⑦接待访客；⑧其他可能接触病毒携带者的人员。

附件 4　来访人员登记表

科室接待来访、送货、维修人员登记表

日期时间	姓名	联系方式	身份证号	住址	事由	出行方式（送货员需提供车牌号）	体温	有无疫区出行及相关人员接触史	有无咳嗽、呕吐、腹泻、头痛、精神差、胸闷、呼吸不畅、眼睛红等症状	签字

附件5 住院透析患者登记表

中南大学湘雅二医院肾内科血液净化中心

病房住院透析(含CRRT)患者新冠肺炎筛查表

尊敬的各位老师及病友,你们好!

目前全国的新冠肺炎病毒流行疫情严峻,医院血液净化中心也面临着很大的挑战,为了保证各位透析病友的安全,我中心需要对所有在医院透析患者及家属(或陪护)进行追踪筛查,请您积极配合,认真填写登记表,给您造成的不便请谅解,谢谢!

患者及家属(或陪护)情况登记表					
患者姓名		住院号		陪人1姓名电话	
诊断		病房及床号		陪人2姓名电话	
身份证号			住址		
患者评估表(病房医生完成)					
淋巴细胞		C反应蛋白		肺部CT结果	
白细胞		核酸检测			
D二聚体		承诺书	已签/未签		
流行病学史	陪护是否固定、陪护有无上班、陪护单位有无聚餐、探视人员有无其他病史,同病室病友有无流行病学史				
	病房医生签名:		评估日期:2020年 月 日		

续上表

		体温		有无咳嗽、发热、腹泻、乏力、头痛、	病室护士	陪护人
日期	人员	8:00	16:00	精神差、胸闷、呼吸不畅等症状	签名	签名
	患者					
	陪1					
	陪2					
	患者					
	陪1					
	陪2					
	患者					
	陪1					
	陪2					
	患者					
	陪1					
	陪2					
	患者					
	陪1					
	陪2					
	患者					
	陪1					
	陪2					
	患者					
	陪1					
	陪2					

患者及陪护日常监测

填表说明：请各位患者将基本信息补充完整，请病室医生一周内对患者情况进行评估并签名，请病室护士每天评估患者情况并签名，请患者及在医院固定陪护人员确认签字。请勿涂改，如有更改请签名，谢谢合作！

附件 6　消毒督察表

中南大学湘雅二医院血液净化中心相关预防督导检查表（环境物表、物品消毒擦拭及浓度监测）

2020 年　　月

日期	候诊室，更衣柜，座椅，治疗车，门把手，休息室，接诊重秤，地面擦拭≥5次	床挡，床栏手，透析机表面擦拭≥4次尾病例框，床单位架≥3次	床、血压计，电视遥控器、治疗椅同座椅≥2次	护士更衣室、餐厅、医生办公室、休息室等≥3次	护士站公用办公品及物品≥3次	喷洒消毒候诊室≥5次（卫生员/物业）	陪护休息区每天≥2次	通风≥3次、紫外线、空气净化器	消毒液浓度测试合格 是/否	督导检查人员执行者签字
	□□□□□	□□□	□□	□□	□□□	□□□□□	□□	□□□	是/否	

续上表

日期	候诊室、更衣柜、座椅、门把手、地把手、体重秤、接诊桌、地面擦拭≥5次	血压计、透析机表面擦拭≥4次	床挡、床摇手、床电视遥控器、尾病例框、治疗间座椅≥2次	护士更衣室、餐厅、医生办公室、休息室等≥3次	护士站办公用品及物品≥3次	喷洒消毒候诊室≥5次（卫生员/物业）	陪护休息区每天≥2次	通风≥3次、紫外线、空气净化器	消毒液浓度测试合格	执行者	督导检查人员签字

说明：1. 督导患者进入透析区要洗手，家属及患者本人必须测量体温。
2. 每日将清洁区高频接触表面进行消毒擦拭2次。
3. 地面、门把手、体重秤、候诊桌、接诊桌、座椅、候诊室更衣柜，每日监督保洁员。1次。
4. 治疗车擦拭时机（上机前、上机后各2次），透析机表面（上机后2次，下机后各2次），血压计、治疗间座椅上机后各2次。
5. 每日由责任护士擦拭。
6. 医护更衣室、值班室、医生办公室、餐厅等区域由专人负责。
7. 紫外线每日中午、晚上各照射1次，每周一用75%乙醇擦拭，每日通风3次，每次30分钟。
8. 床挡、床摇手、床尾病例框、床单位架≥3次（早上机前、中午下机后清场时、晚上下机后）每日4次。
9. 本科室保洁喷壶喷洒候诊室（地面、更衣柜、鞋柜、座椅）每日4次。
10. 门口地毯7：00-11：00～16：00喷洒消毒液保持潮湿（喷洒消毒液浓度：含氯消毒剂1：1000 mg/L）。
11. 以上内容完成后清画"√"，请如实填写，另一名组长检查。每日当班组长负责督导，另一名组长执行。疫情期间污点消毒按含氯消毒剂2000 mg/L执行。

附件7 新型冠状病毒肺炎疫情期间透析患者及家属告知书

中南大学湘雅二医院血液净化中心

新型冠状病毒肺炎疫情期间透析患者及家属告知书

血液透析患者抵抗力低，频繁往返医院更是导致暴露机会增加，透析室人员集中，环境相对封闭，使血液透析患者成为新冠肺炎的易感人群。为防范血液透析室发生聚集性疫情，降低血透患者患病风险，为患者提供一个安全的就诊环境，血液净化中心向您温馨介绍告知书：

1. 请您配合候诊区管理

（1）请各位患者掌握好时间错峰来医院透析，避免时间集中拥挤在候诊区。

（2）请您在接诊室测血压、称体重、测体温，患者排队之间请保持1米距离。

（3）建议不要在候诊区域进餐饮食，请您确保口罩全程佩戴。

（4）需要用轮椅送达的患者及护送的陪人，一律在透析中心准备妥当可以上机后，听从医嘱方可来医院透析，并按照顺序间隔1米距离排队候诊。

（5）所有陪护无特殊原因请不要到透析大厅逗留。

（6）下机时请等待血液净化中心通知之后再来接患者。

（7）透析结束后，没有特殊情况请尽早离开候诊区域。

2.请您配合治疗前后的管理

（1）每次透析请您配合监测3~4次体温，并主动出示居家监测表和透析当日现场测量体温单，护士将结合两个体温评估您是否可以上机。

（2）您及您的家人（陪护），是否有接触疫区人员及疑似患者，请您主动告知，并配合医护人员进行流行病学调查。

（3）若有发热（≥37.3°）或干咳、乏力等呼吸道症状，请及时联系医疗机构发热门诊就医。

（4）透析过程中请您全程佩戴医用口罩，护士会时常检查您口罩佩戴的正确性。

（5）建议疫情期间在候诊和治疗时病友及家属间不要聊天，保持治疗及候诊环境安静。

（6）出入透析室前后请您清洗、消毒双手及内瘘侧手臂，进行透析治疗时请不要饮食或用餐。

3. 请您配合家属及陪护管理

疫情期间禁止探视，同时需注意患者陪护人员管理。

(1)陪护人员近两周内无疫区旅行或居住史，未接触过疑似患者或确诊患者。

(2)陪同人员无发热(体温≥37.3℃为发热)及上呼吸道或肠道感染症状。

(3)陪护人员不允许进入透析治疗区，如需进入，请在候诊区域洗手池清洗双手和消毒双手。同时全程佩戴好口罩。

(4)建议每次固定一位陪护人员，必须随同患者进行常规监测。

4. 请您知晓居家防护建议

(1)勤洗手，咳嗽或打喷嚏、外出回家后，要用肥皂和流水洗手或用含乙醇的洗手液洗手。

(2)尽量避免去室内公共场所或人流密集的地方，外出请佩戴口罩。

(3)注意个人卫生，经常开窗通风，保持室内空气流通。不随地吐痰，注意咳嗽礼仪，咳嗽或打喷嚏时用纸巾或袖肘遮掩口鼻。

(4)建议不要与陌生人或旅行人员见面、接触，避免参加聚会等集体活动，防止聚集性疫情的发生。

5. 居家自我监测及护理督导

　　我们将针对每一位患者设立专门的护士进行对接。我们的护士将是您这段时间的总顾问，您有任何问题都可以向我们的护士反映。为了全员排查，天天督导，我们的护士将投入大量的时间给您及所管辖的病友进行电话沟通，确认您的相关病情、体温等情况，请您知晓并积极配合。

　　我们询问的情况主要有：①您及您家人的健康状况，周围有无新冠肺炎患者或无症状感染者，同小区内有无新冠肺炎患者。②您每次来医院所乘坐的交通工具，如是公交车，请如实申报乘坐公交车的车次。③每天两次的体温情况，您每天测量的体温也请做好记录以供我们上机之前查验。④您所居住的小区。以上询问的信息请如实填报，如有隐瞒造成后果的将承担法律责任，请您知晓。

参考文献

［1］国家卫生健康委员会办公厅，新型冠状病毒肺炎诊疗方案（试行第七版），2020 年 2 月 18 日.

［2］中关村肾病血液净化创新联盟. 血液净化室新型冠状病毒感染的防控措施详解. 2020.0204. R01

［3］Naqvi SB, Collins AJ. Infectious complications in chronic kidney disease. Adv Chronic Kidney Dis. 2006；13（3）：199.

［4］Guo H, Liu J, Collins AJ, Foley RN. Pneumonia in incident dialysis patients—the United States Renal Data System. Nephrol Dial Transplant. 2008；23（2）：680.

［5］中华预防医学会新型冠状病毒肺炎防控专家组. 新型冠状病毒肺炎流行病学特征的最新认识［J］. 中华流行病学杂志, 2020, 41（2）：139 - 144.

［6］La R, Zhao X, Li J, et al. Gebomic characterisation and epidemiolooy of 2019 novel coronavirbs：implications for virus origins and receptor binding. Lancet. 2020, 22；395（10224）：565 - 574.

［7］Zhou P, Yang XL, Wang XG, et al. A pneumonia outbreak associated with a new coronavirus of probable bat origin. Nature . 2020, Feb 3. ［Epub ahead of print］.

［8］Zhu N, Zhang D, Wang W, et al. A novel coronavirus from patients with pneumonia in China, 2019. N Engl J Med. 2020, 20；382（8）：727 –733.

［9］Huang C, Wang Y, Li X, et al. Clinical features of patients infected with 2019 novel coronavirus in Wuhan, China［J］. The Lancet, 2020 . Feb 15；395（10223）：497 –506.

［10］Wang D, Hu B, Hu C, et al. Clinical characteristics of 138 hospitalized patients with 2019 novel coronavirus – infected pneumonia in Wuhan, China［J］. Jama, 2020 Feb 7. doi：10. 1001/jama. 2020. 1585.

［11］Chen N, Zhou M, Dong X, et al. Epidemiological and clinical characteristics of 99 cases of 2019 novel coronavirus pneumonia in Wuhan, China：a descriptive study［J］. The Lancet, 2020 Feb 15；395（10223）：507 –513.

［12］Guan WJ, Ni ZY, Hu Y, et al. Clinical characteristics of 2019 novel coronavirus infection in China. medRxiv preprint fisrt posted online Feb. 9, 2020.

［13］Zhou P, Yang X L, Wang X G, et al. A pneumonia outbreak associated with a new coronavirus of probable bat origin［J］. Nature, 2020 Feb 3. doi：10. 1038/s41586 –020 –2012 –7.

［14］Wrapp D, Wang N, Corbett K S, et al. Cryo – EM Structure of the 2019 – nCoV Spike in the Prefusion Conformation. bioRxiv preprint fisrt posted online Feb. 15, 2020.

［15］Santos R A, Ferreira A J, Verano – Braga T, et al. Angiotensin – converting enzyme 2, angiotensin –（1 –7）and Mas：new players of the renin – angiotensin system［J］. J endocrinol, 2013, 216（2）：R1 – R17.

［16］陈蕾, 刘国辉, 刘威, 等. 2019 新型冠状病毒肺炎 29 例临床特征分析［J］, 中华结核和呼吸杂志, 2020, 43（0）：E005.

[17]Liao X, Song S, Han M, et al. Caution on Kidney Dysfunctions of 2019 – nCoV Patients. medRxiv preprint fisrt posted online Feb. 12, 2020. https：//doi. org/10. 1101/2020. 02. 08. 20021212

[18]Cheng Y, Luo R, Wang K, et al. Kidney impairment is associated with in – hospital death of COVID – 19 patients. medRxiv preprint fisrt posted online Feb. 20, 2020. https：//doi. org/10. 1101/2020. 02. 18. 20023242

[19]陈江华, 余学清, 蔡广研, 等. 新型冠状病毒感染合并急性肾损伤诊治专家共识. Preprint online Feb. 23, 2020.

[20] Liu Y, Sun W, Li J, et al. Clinical features and progression of acute respiratory distress syndrome in coronavirus disease 2019. medRxiv preprint fisrt posted online Feb. 21, 2020

[21]Liao X, Song S, Han M, et al. Caution on Kidney Dysfunctions of 2019 – nCoV Patients. medRxiv preprint fisrt posted online Feb. 12, 2020.

[22] Kwok Hong Chu, Wai Kay Tsang, Colin S Tang, et al. Acute renal impairment in coronavirus – associated severe acute respiratory syndrome. Kidney Int, 67 (2), 698 – 705 Feb 2005

[23] Ran – hui Cha, Joon – Sung Joh, Ina Jeong, et al. Renal Complications and Their Prognosis in Korean Patients with Middle East Respiratory Syndrome – Coronavirus from the Central MERS – CoV Designated Hospital. J Korean Med Sci 2015；30：1807 – 1814

[24]国家肾病专业医疗质量管理与控制中心. 新型冠状病毒肺炎救治中CRRT应用的专家意见, 2020 年 2 月

[25]湖南省血液净化质量控制中心. 湖南省新冠肺炎重症患者连续性肾脏替代(CRRT)治疗指导原则(试行第一版), 2020 年 2 月.

[26] Zu ZY, Jiang MD, Xu PP, et al. Coronavirus Disease 2019 (COVID – 19)：A perspective from China. Radiology. 2020 Feb 21.

［27］Xie XZ, Zhong Z, Zhao W, et al. Chest CT for Typical 2019 - nCoV Pneumonia：Relationship to Negative RT - PCR Testing. Radiology. 2020 Feb 12.

［28］Zhao W, Zhong Z, Xie XZ. et al. Clinical Outcomes of Patients with 2019 Novel Coronavirus（COVID - 19）Pneumonia：A Preliminary Summary. Theranostics. 2020. DOI：10. 7150/thno. 45016.

［29］唐金海，赵俊主编. 新型冠状病毒肺炎临床防控实践应用方案. 东南大学出版社，南京，2020 年 2 月.

［30］中国医院协会血液净化中心分会. 血液净化室新型冠状病毒感染防控建议. 中国血液净化，2020，19(2)73 - 76.

［31］国家肾病质控中心 CNRDS 工作组. 血液透析室(中心)防控新型冠状病毒肺炎疫情的专家建议. 2020 年 2 月 10 日.

［32］国家卫生健康委员会办公厅，国家中医药管理局办公室.《新型冠状病毒感染的肺炎防控中常见医用防护用品使用范围指引(试行)》. 2020 年 1 月 26 日.

［33］王一梅，沈波，张咏梅，邹建洲，丁小强. 新型冠状病毒感染期间连续性肾脏替代疗法的传染防控和临床治疗策略［J/OL］. 上海医学：1 - 6 ［2020 - 02 - 27］.

［34］王文峰，吴 岚等. 新型冠状病毒肺炎疫情区域血液净化中心的防控策略［J］. 武汉大学学报（医学版），2020.0066.

［35］陈香美主编.《血液净化标准操作规程(SOP)》(2019 版，征求意见稿)

［36］刘学军，宋伟，张稳. 血液净化临床工程技师日常工作内容和常规操作的指导意见［J］. 中国血液净化，2016，12(15)：641 - 654.

［37］王李胜，杨建国等. 医院血液净化中心应对 2019 新型冠状［J/OL］. 全科护理 2020，4(18).

［38］张文福，何俊美，帖金凤，等. 冠状病毒的抵抗力与消毒［J/OL］. 中国

消毒学杂志，2020（1）：1-5［2020-02-01］

［39］魏章英，魏大琼，佘青等. 血透室护工职业暴露及防护探讨［J/OL］. 中国误诊学杂志，2011，10（29）：7230-7231.

［40］湖南省卫生健康委医政医管处.《湖南省新冠肺炎疫情防控时期血液净化中心（室）管理工作规范（试行第一版）》. 湘卫医政医管处便函〔2020〕45 号.

［41］中华医师学会肾脏病学分会，中华医学会肾脏病学分会. 关于血液净化中心（室）新型冠状病毒感染的防控建议. 2020.2.2 版

［42］中国医院协会血液净化中心分会. 血液净化室新型冠状病毒感染防控建议［J］. 中国血液净化杂志. 2020，19（02）.

［43］中国研究型医院学会血液净化专委会，中关村肾病血液净化创新联盟. 血液净化室新型冠状病毒感染防控建议. 2020.1.30 版

［44］《医疗卫生机构医疗废物管理办法》（中华人民共和国卫生部令第 36 号）

［45］《医疗废物管理条例》（国务院令第 380 号）

［46］《关于做好新型冠状病毒感染的肺炎疫情期间医疗机构医疗废物管理工作的通知》（国家卫生健康委办公厅 2020（81）号）

［47］《医疗机构水污染物排放标准》（GB18466-2016）

［48］国家卫生健康委办公厅.《新型冠状病毒肺炎防控方案》（第五版）. 国卫办疾控函〔2020〕156 号，2020 年 2 月 21 日.

［49］中国医师协会肾脏内科医师分会.《肾脏内科医师在新型冠状病毒感染防控期间医疗工作的指导意见（2020 年 2 月 1 日版）》.

［50］国家卫生健康委办公厅.《医疗机构内新型冠状病毒感染预防与控制技术指南（第一版）》. 2020 年 1 月 23 日.

［51］国家卫生健康委办公厅.《新冠肺炎疫情期间防护技术指南（试行）》. 2020 年 2 月 21 日.

[52]国家肾脏病医疗质量控制中心.《血液透析室（中心）防控新型冠状病毒肺炎疫情的专家建议》.2020年2月10日.

[53]国家卫生健康委办公厅.《新冠肺炎疫情期间医务人员防护技术指南（试行）》.国卫办医函〔2020〕155号,2020年2月24日.

[54]李瑛,杨一峰.抗击新型冠状病毒肺炎医务人员临床防护培训手册[M].长沙：人民卫生出版社,2020.

[55]王李胜,杨建国,鄢建军,张仲华,童辉.医院血液净化中心应对2019新型冠状病毒感染肺炎的管理实践[J/OL].全科护理：1－2[2020－02－25].

[56]李阳,李占飞,等.新冠肺炎疫情期间严重创伤紧急手术及感染防护专家共识.中华创伤杂志,2020,36(02)：1－7.

图书在版编目(CIP)数据

医院血液净化与病毒感染／刘虹，袁芳主编. —长沙：中南大学出版社，2020.8

ISBN 978 - 7 - 5487 - 3299 - 0

Ⅰ.①医… Ⅱ.①刘… ②袁… Ⅲ.①医院－血液透析－规章制度②日冕形病毒－病毒病－肺炎－预防(卫生)Ⅳ.①R459.5②R563.101

中国版本图书馆 CIP 数据核字(2020)第 135239 号

医院血液净化与病毒感染
YIYUAN XUEYE JINGHUA YU BINGDU GANRAN

主编 刘虹 袁芳

□责任编辑	谢新元		
□责任印制	周 颖		
□出版发行	中南大学出版社		
	社址：长沙市麓山南路		邮编：410083
	发行科电话：0731 - 88876770		传真：0731 - 88710482
□印 装	长沙印通印刷有限公司		

□开 本	880 mm×1230 mm 1/32	□印张 3.5	□字数 60 千字
□版 次	2020 年 8 月第 1 版	□2020 年 8 月第 1 次印刷	
□书 号	ISBN 978 - 7 - 5487 - 3299 - 0		
□定 价	35.00 元		